心脏康复指针书贺

孙兴国教授新著问世

陈可冀谨题

二〇二〇年新春

於北京

U0340200

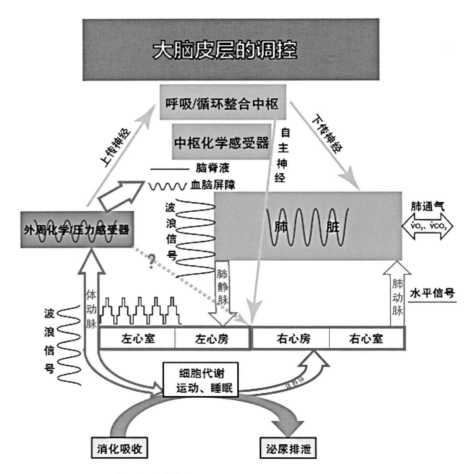

彩插 1　出生后人体生命整体调控的理论体系架构（见正文 022 页）

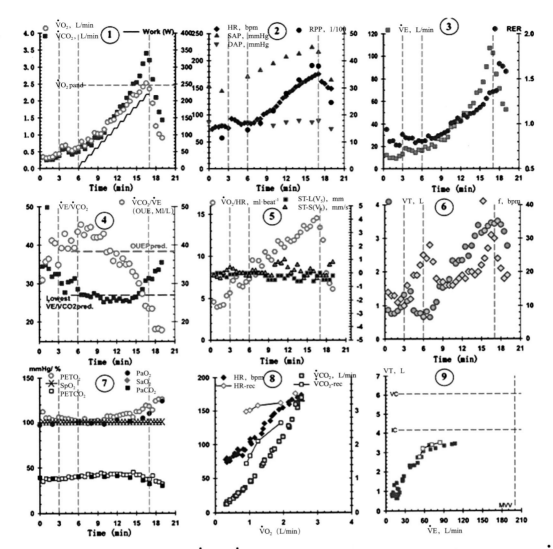

注：1. ①～⑦时间作为 X 轴，① $\dot{V}O_2$、$\dot{V}CO_2$ 和功率；②心率、收缩压、舒张压、RPP；③ $\dot{V}_E$ 和 RER；④ $\dot{V}_E/\dot{V}CO_2$ 和 OUE（$\dot{V}O_2/\dot{V}_E$）；⑤ $\dot{V}O_2/HR$，ST-L 和 ST-S；⑥ VT 和 f；⑦ PETO$_2$、PETCO$_2$ 和 SpO$_2$ 的 19 个无创性指标，以 PaO$_2$、PaCO$_2$ 和 SaO$_2$ 的 3 个有创指标作为 Y 轴，3 条竖直红色虚线从左到右依次是静息、热身、递增功率运动、恢复期的分割线。①和④水平虚线分别代表 $\dot{V}O_2$ 预计值（红色），OUEP 预计值（红色）和 Lowest $\dot{V}_E/\dot{V}CO_2$ 预计值（蓝色）。⑧用 $\dot{V}O_2$ 作为 X 轴，HR 和 $\dot{V}CO_2$ 作为 Y 轴，"+"表示心率预计值和摄氧量预计值的交点。⑨用 VE 作为 X 轴，VT 作为 Y 轴，竖直红色虚线代表 MVV 值，水平红色虚线分别代表 IC、VC 值。

2. $\dot{V}O_2$：摄氧量；$\dot{V}CO_2$：CO$_2$ 排出量；Work：功率；HR：心率；DBP：舒张压；SBP：收缩压；RPP：心率与收缩压乘积；$\dot{V}_E$：分钟通气量；RER：呼吸交换率；$\dot{V}_E/\dot{V}CO_2$：CO$_2$ 通气有效性；Lowest $\dot{V}_E/\dot{V}CO_2$：CO$_2$ 排出通气效率平均 90 秒最低值；OUEP：摄氧效率峰值平台；$\dot{V}O_2/HR$：氧脉搏；VT：潮气量；f：呼吸频率；PETO$_2$：潮气末氧分压；PETCO$_2$：潮气末 CO$_2$ 分压；SpO$_2$：无创血氧饱和度；IC：深吸气量；VC：肺活量；MVV：最大分钟通气量。

3. 下同。

彩插 2　正常人完成 CPET 的数据 9 图［修改自《中国应用生理学杂志》，2015，31（4）：369-373 和附页 XV］（见正文 056 页）

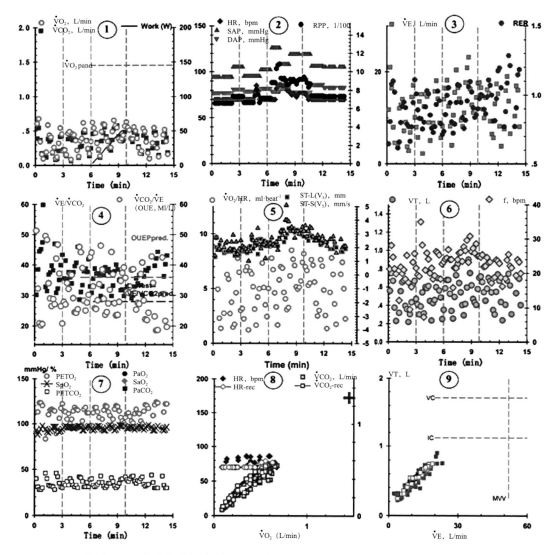

彩插 3　左心功能衰竭患者 CPET 期间发生典型的波浪式呼吸 CPET 数据 9 图

（见正文 058 页）

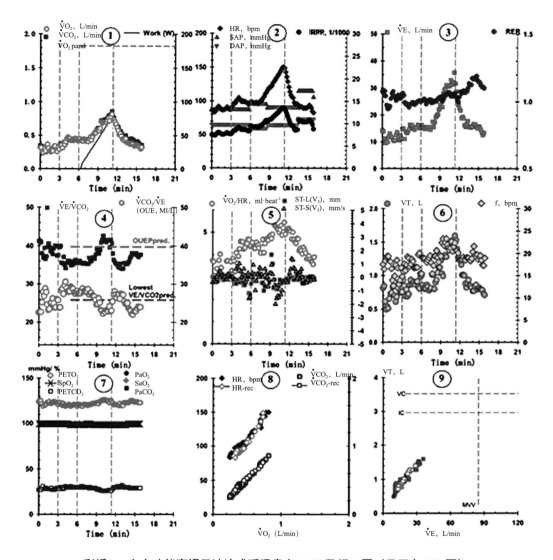

彩插 4　左心功能衰竭无波浪式呼吸患者 CPET 数据 9 图（见正文 059 页）

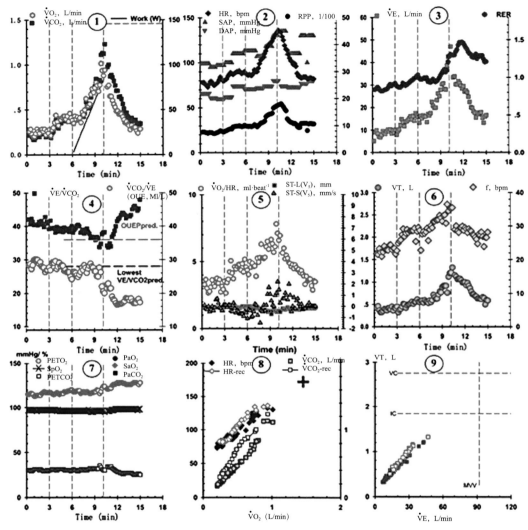

彩插 5　肺动脉高压、右心功能衰竭无右向左分流患者 CPET 数据 9 图

（见正文 061 页）

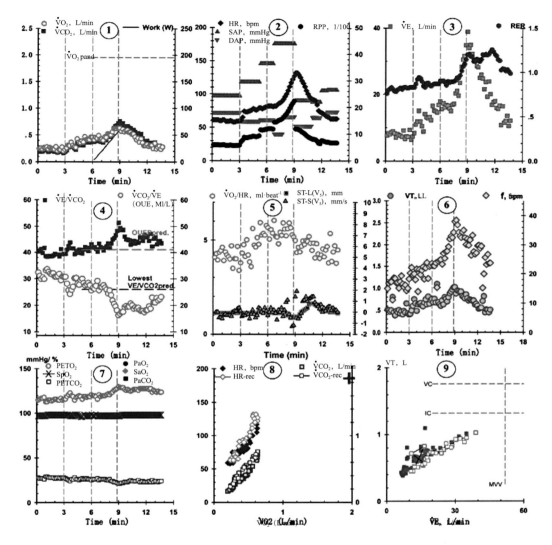

彩插 6　肺动脉高压、右心功能衰竭患者运动中右向左分流的 CPET 数据 9 图
（见正文 063 页）

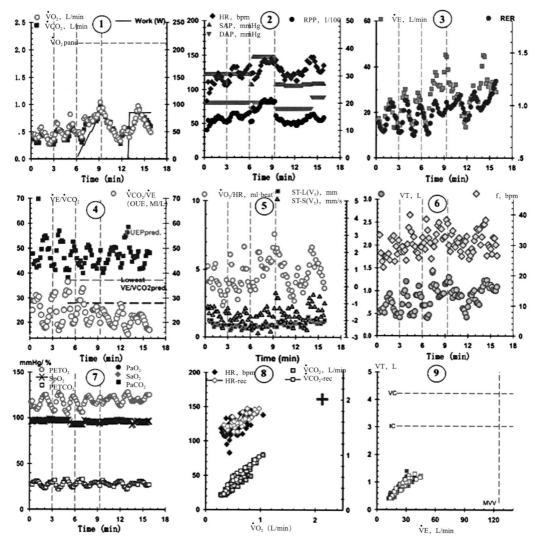

彩插 7　严重左心功能衰竭患者 CPET 期间有波浪式呼吸，极限运动心率、血压和 RER 上升非常有限患者如何确认 CPET 就是极限运动的客观定量 CPET 数据 9 图
（见正文 065 页）

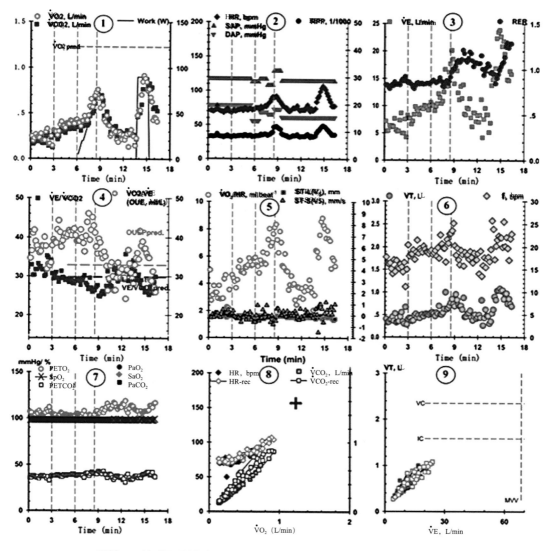

彩插 8　鼓励不足导致 CPET 为非极限运动的客观定量 CPET 数据 9 图
（见正文 067 页）

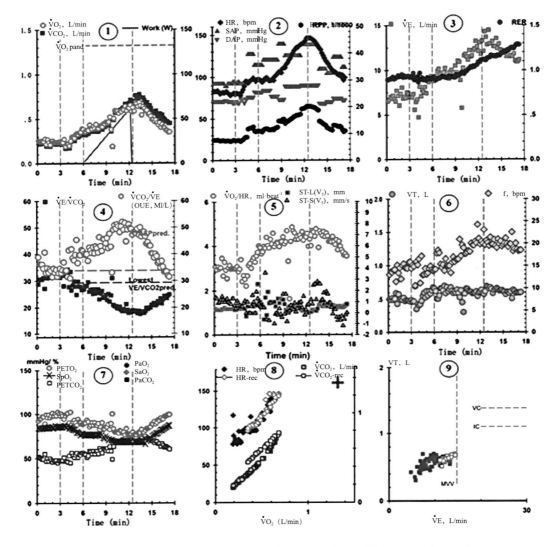

彩插 9　阻塞性通气受限肺源性受限为主、与心源性受限并存的心肺复杂病变患者 CPET 数据 9 图（见正文 069 页）

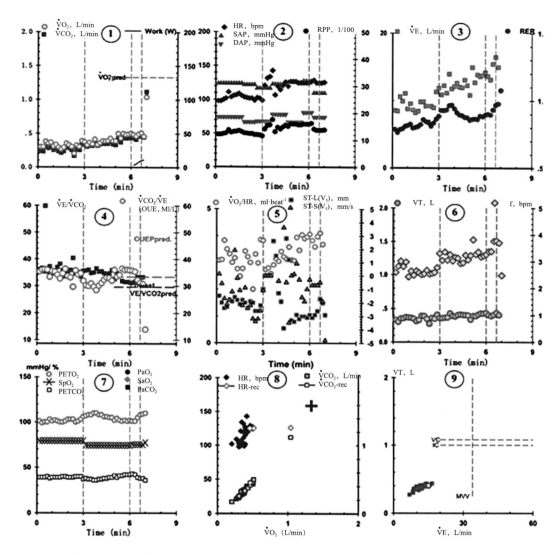

彩插 10　虽并存肺病但是无明显限制性和阻塞性通气受限，以心源性受限为主的
心肺复杂病变患者 CPET 数据 9 图（见正文 071 页）

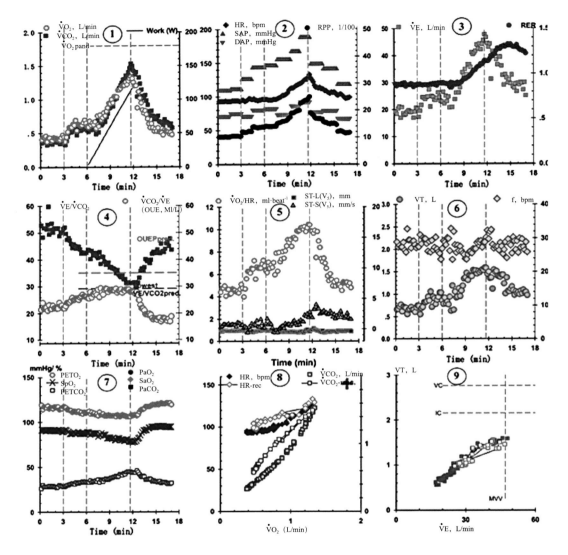

彩插 11 阻塞性通气功能受限肺源性受限患者 CPET 数据 9 图（见正文 073 页）

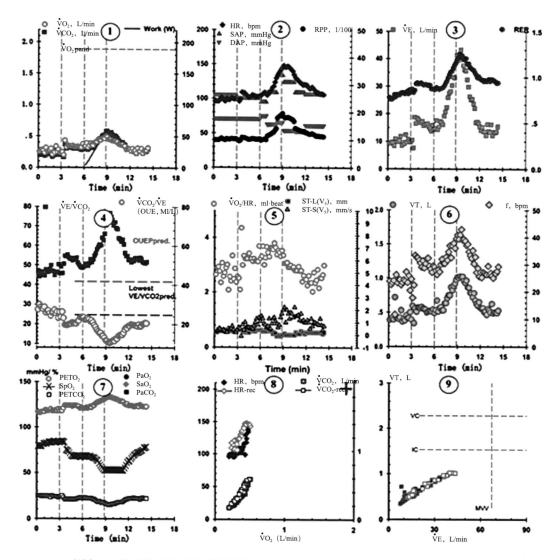

彩插 12　先天性心脏病室间隔缺损、继发肺动脉高压患者，表现出波浪式呼吸和右向左分流 CPET 数据 9 图（见正文 075 页）

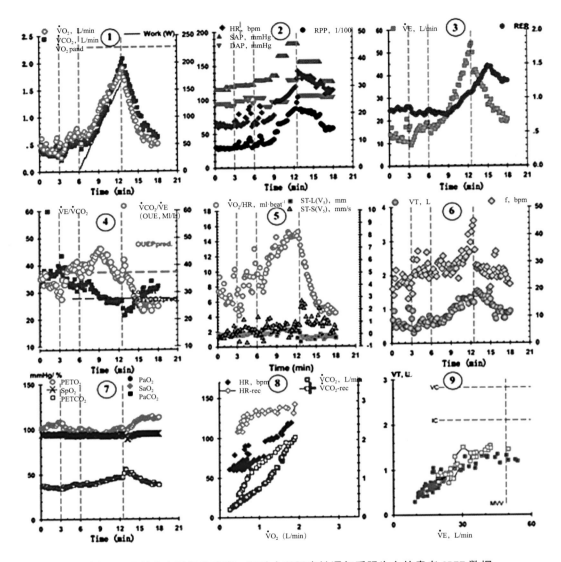

彩插 13　虽并存心肺复杂病变，运动中以阻塞性通气受限为主的患者 CPET 数据
9 图（见正文 077 页）

中国医学临床百家

孙兴国 / 著

心脏康复

孙兴国 2021 观点

—— 运用整体整合生理学医学新理论
指导个体化心肺运动整体方案
进行慢病有效诊疗与健康有效管理

科学技术文献出版社
SCIENTIFIC AND TECHNICAL DOCUMENTATION PRESS
·北京·

图书在版编目（CIP）数据

心脏康复孙兴国2021观点 / 孙兴国著. —北京：科学技术文献出版社，2021.3

ISBN 978-7-5189-6430-7

Ⅰ.①心… Ⅱ.①孙… Ⅲ.①心脏病—康复医学 Ⅳ.① R541.09

中国版本图书馆 CIP 数据核字（2020）第 028168 号

心脏康复孙兴国2021观点

策划编辑：胡　丹　　责任编辑：胡　丹　　责任校对：张永霞　　责任出版：张志平

出　版　者	科学技术文献出版社	
地　　　址	北京市复兴路15号　　邮编　100038	
编　务　部	（010）58882938，58882087（传真）	
发　行　部	（010）58882868，58882870（传真）	
邮　购　部	（010）58882873	
官　方　网　址	www.stdp.com.cn	
发　行　者	科学技术文献出版社发行　全国各地新华书店经销	
印　刷　者	北京地大彩印有限公司	
版　　　次	2021 年 3 月第 1 版　2021 年 3 月第 1 次印刷	
开　　　本	710×1000　1/16	
字　　　数	108千	
印　　　张	11.5　彩插14面	
书　　　号	ISBN 978-7-5189-6430-7	
定　　　价	88.00元	

序一
Preface

韩启德

欧洲文艺复兴后，以维萨利发表《人体构造》为标志，现代医学不断发展，特别是从19世纪末开始，随着科学技术成果大量应用于医学，现代医学发展日新月异，发生了根本性的变化。

在过去的一个世纪里，我国现代化进程加快，现代医学也急起直追。但由于启程晚，经济社会发展落后，在相当长的时期里，我国的现代医学远远落后于发达国家。记得20世纪50年代，我虽然生活在上海这个最发达的城市里，但是母亲做子宫切除术还要到全市最高级的医院才能完成；我患猩红热继发严重风湿性心包炎，只在最严重昏迷时用过一点青霉素。20世纪60—70年代，我从上海第一医学院毕业后到陕西农村基层工作，在很多时候还只能靠"一根针，一把草"治病。但是改革开放仅仅40多年，我国现代医学的发展水平已经接近发达国家。可以说，世界上所有先进的诊疗方法，中国的医生都能做，有的还做得更好。更为可喜的是，近年来我国医学界开始取得越来越多的原创性成果，在某些点上已经处于世界领先地位。中国医生已经不再盲从发达国家的疾病诊疗指南，而能根据我们自己的经验和发现，根据我国自己的实际情况制定临床标准和规范。我们越来越有自己的东西了。

要把我们"自己的东西"扩展开来，要获得越来越多"自己的东西"，就必须加强学术交流。我们一直非常重视与国外的学术交流，第一时间掌握国外学术动向，越来越多地参与国际学术会议，有了"自己的东西"也总是要在国外著名刊物去发表。但与此同时，我们更需要重视国内的学术交流，第一时间把自己的创新成果和可贵的经验传播给国内同行，不仅为加强学术互动，促进学术发展，更为学术成果的推广和应用，推动我国医学事业发展。

我国医学发展很不平衡，经济发达地区与落后地区之间差别巨大，先进医疗技术往往只有在大城市、大医院才能开展。在这种情况下，更需要采取有效方式，把现代医学的最新进展及我国自己的研究成果和先进经验广泛传播开去。

基于以上考虑，科学技术文献出版社精心策划出版《中国医学临床百家》丛书。每本书涵盖一种或一类疾病，由该疾病领域领军专家撰写，重点介绍学术发展历史和最新研究进展，并提供具体临床实践指导。临床疾病上千种，丛书拟以每年百种以上规模持续出版，高时效性地整体展示我国临床研究和实践的最高水平，不能不说是一个重大和艰难的任务。

我浏览了丛书中已经完稿的几本书，感觉都写得很好，既全面阐述了有关疾病的基本知识及其来龙去脉，又介绍了疾病的最新进展，包括笔者本人及其团队的创新性观点和临床经验，学风严谨，内容深入浅出。相信每一本都保持这样质量的书定会受到医学界的欢迎，成为我国又一项成功的优秀出版工程。

《中国医学临床百家》丛书出版工程的启动，是我国现代医学百年进步的标志，也必将对我国临床医学发展起到积极的推动作用。衷心希望《中国医学临床百家》丛书的出版取得圆满成功！

　　是为序。

序二
Preface

陈君石

首先，祝贺孙兴国教授《心脏康复孙兴国 2021 观点》这本重要专业参考书的出版。我有幸在正式出版前阅读了全部书稿（获得出版社允许），在兴奋之余，感到应该向广大医务人员推荐本书，理由如下。

心脑血管病是当前中国人的第一位死因，如果能有效控制和治疗（包括康复）高血压、卒中、冠心病、梗死、慢性心力衰竭等疾病，将会对提高国人健康水平做出重大贡献。《健康中国行动（2019—2030 年）》的重大疾病专项行动中，除了心脑血管病，慢性呼吸道疾病和糖尿病的结局都与心脏密切相关。因此，本书覆盖了国人健康问题中的很大一部分。

当前，临床医学中的一个主要问题是"头痛医头、脚痛医脚"，只关注个别脏器，而忽视整个人体，即缺乏整体观念。近年来，这个问题已为不少有识之士所认识。樊代明院士牵头倡导整合医学已在国内外医药卫生界产生一定影响；但是，将整合医学的理念付诸实施的还很少。本书即是在心脑血管病的诊断、治疗和康复方面体现整合医学理念的一个范本。孙兴国教授将自己长期积累的丰富知识和经验，总结、提炼成这本著作，内容全面，从人体生理学理论到心脑血管病诊治和康复实践，架构和整体内容体现了慢病健康管理的三部曲，强调在个体化人体功能客观评估基础上的个体化治疗和健康干预措施（饮食、运动），适用于疾病过程的任何一个阶段。难能可贵的是，书中提供了不少孙兴国教授亲自诊治的病例信息，有力地证明这套整合医学方案是安全、有效的。

虽然本书的主要目标读者是心内科医生，但是其整合医学的理念和实践对于其他科室，特别是心脏外科医生也很有参考价值。本书也可以作为全科医生和基层医生学习整合医学的一本很好的参考书。

2021 年 2 月于北京

序三
Preface

俞梦孙

　　非常高兴在送鼠迎牛新春到来之际，有幸阅读到孙兴国教授新作《心脏康复孙兴国 2021 观点》的出版校样，感到应该向广大医务人员和全体健康爱好者推荐这本以国学整体论指导创建新理论并实施心脑血管代谢、肿瘤等慢病患者防治康养一体化管控的专业参考书。

　　中国人从几千年前的祖先开始，一直秉承天人合一、道法自然的理念，中医学一直坚守正确的"辨证施治""急则治其标缓则治其本""标本兼治""同病异治异病同治"的行医原则。但当前的西医临床医学是还原论简化论大潮产物，强调解剖、器官和疾病论，关注患病的局部而忽视人体的整体，即缺乏整体观念，属于"治标不治本"，已经引起社会的广泛关注。随着老龄化社会的到来，心脑血管代谢、肿瘤等慢病成为中国人的第一死因，占比高达 86.6%，西医认为无法治愈的慢性非传染性疾病的防与治成为人民健康系统工程的首要任务。《健康中国行动（2019—2030 年）》以国人健康为核心，其实质核心就是人民健康系统工程。

《心脏康复孙兴国 2021 观点》是一名西医临床科学技术工作者、一个中国人将国学整体论理念与现代科学技术相结合，独创完成"整体整合生理学医学"从理论到实践的解释，从时间空间和整体角度解释人体生理学功能以心肺代谢运动为主轴的一体化调控，提出慢病发生、发展、转归和预后机制的全新解释，再到心脑血管代谢、肿瘤等慢病的诊断、评估、治疗、预防和康复的落地临床实践。本书特别强调在整体整合生理学医学新理论指导人体心肺运动试验整体功能客观定量评估基础上，对该个体制定个体化运动强度和生活方式整体管控方案，在连续动态功能学指标监测下以保证安全和有效地实施，先阻止疾病进展，进而逐渐逆转了原来传统治疗越治越多、越治越重的疾病进程，促进患者回归健康。虽然孙兴国教授的个体化患者管控、实施难以直接运用到服务于广大健康人群的人民健康系统工程，但是其逆转/临床治愈严重慢病的真实疗效可以证明国学整体观的正确性及其指导慢病预防与治疗的安全性、有效性和可行性，可以适用于疾病过程的不同阶段。为国学整体论指导健康、亚健康人群的人民健康系统工程设计与实施慢病有效诊疗与健康有效管理提供了理论依据。

本书的整体整合生理学医学理念与实践不仅是心内科和康复医生，也是全科医生、基层医生等所有临床（任何科室）医生的行医参考。本书更是广大健康爱好者们学习中国人整体整合生理学医学理念指导慢病防治康养一体化管理的重要参考书。

特此给予推荐。

俞梦孙

2021 年 2 月于北京

作者简介
Author introduction

孙兴国，男，2012 年归国担任国家心血管病中心、中国医学科学院阜外医院特聘教授、研究员、主任医师。耗时 30 余载独创了整体整合生理学医学理论体系，并一直进行整体人的个体化心肺运动试验（cardiopulmonary exercise testing，CPET）、运动康复、睡眠及精神心理调节、个体化精准运动整体方案行慢病有效诊疗，以及天然营养饮食、禁烟限酒、劳逸结合的健康生活方式有效管理等的临床探索实践，是心肺运动、睡眠、呼吸、脉搏及心电等所有人体功能信息统一质控统读统判和慢病有效诊疗指导中央平台的创意、倡导建设与实践者。2019 年被中国生物医学工程学会推荐为中国工程院院士候选人。

1982 年毕业于潍坊医学院临床医学系，留校从事麻醉、重症监测治疗、复苏和疼痛治疗等工作，创建麻醉学系，破格提升为副教授。为深入理解探索人体生理学理论体系，在王志均和钱学森等大师支持、鼓励下赴美国交流，师从加州大学洛杉矶分校（UCLA）Harbor-UCLA 医学中心的心肺运动之父 Karlman Wasserman 教授，先后担任博士后、访问学者和教授研究员，潜心研究探索 20 余年，2015 年在《中国应用生理学杂志》制作的专刊（正刊）上发表24篇文章，阐述独创的"整体整合生理学医学"新理论体系基本架构及初探临床应用。共发表中文文章近百篇，英文文章百余篇，其中发表在学术影响因子（impact factor，IF）≥ 15 的期刊的文章有 5 篇、15 ＞ IF ＞ 4 的有 5 篇，主要涉及 CPET 和整体整合生理学医学新理论与实践，对生理学医学和人类健康具有重要的理论和实践意义。

担任国内外多所院校的名誉、客座、访问和兼职教授及多家医院的学术院长等。中国神舟十一号载人航天飞船的 16 名医学专家之一，是唯一的整体整合心肺运动专家。多届奥运会中国代表队医疗支持的 48 名特聘医学专家之一。科技部、发展改革委员会和国家自然科学基金的重点项目评审专家成员。国际整体整合医学和健康有效管理国际联盟创始人、执行主席兼秘书长，中国整体整合医学慢病有效诊疗和健康有效管理联盟执行主席兼秘书长，整体整合生理学医学研究院院长，整体整合生理学健康研究院院长，中国生物医学工程学会健康工程分会副主任委员，中国医师协会整合医学专业委员会常务委员，北京康复医学会心肺康复专业委员会主任委员，中国康复医学会心血管病专业委员会常务委员，中国体育运动与健康委员会副主任委员兼秘书长，国家体育总局运动医学保障委员会学术负责人，中华医学会运动医学分会医学监督学组委员，中国医师协会心血管病康复分会副主任委员，中国肺功能联盟副主席，中华医学会呼吸病学分会呼吸生理学及肺功能学组成员，中国老年保健医学研究会首席学术专家，中国抗衰老促进会首席科学家，中国老年学和老年医学学会心血管病分会常务委员。美国生理科学协会（American Physiology Society，APS）、美国心脏协会（American Heart Association，AHA）、美国心脏病学会（American College of Cardiology，ACC）、美国胸科协会（American Thoracic Society，ATS）、美国胸科医师学会（American College of Chest Physicians，ACCP）、美国运动医学会（American College of Sports Medicine，ACSM）等多学科协会会员。《中国应用生理学杂志》副主编和国内外多家期刊的编委及审稿人。

前 言
Foreword

心血管病是一个困扰全球的公共卫生问题，中国的心血管病患病率处于持续上升阶段。2015 年卫生部发布的《中国居民营养与慢性病状况报告》显示，2012 年中国居民慢病死亡人数占总死亡人数的 86.6%，其中心脑血管病占 40%。《中国心血管健康与疾病报告 2019》报道中国现有心血管病患者 3.3 亿、高血压患者 2.45 亿，相当于每 5 名成年人中就有 1 人患心血管病。我国慢病患者每年过早死亡达 300 万，《中国急救医学》2020 年 4 月报道，猝死率为 68%，其中心源性占 57.8%，脑源性占 9.2%，心脑源性总计占 67%。赵冬等统计 2010 年国家疾病监测系统数据发现心血管病死亡导致我国人口平均寿命缩短近 5 年。加强对心血管病的防控是改善我国慢病流行病学现状的重要突破口。虽然心脏急性事件的治疗技术飞速发展，但心脏康复（cardiac rehabilitation，CR）依然是治疗稳定期心血管病及预防再发心血管事件的重要方法，在发达国家已经开展多年，其疗效已得到大量临床研究的验证，欧洲心脏病学学会、美国心脏协会和美国心脏病学学会，均将心脏康复列为心血管病防治的 I 级推荐。美国、欧洲及以日本为代表的部分亚洲国家和地区认识到心脏康复对冠心病患者治疗的重要价值，已将心脏康复纳入医疗保险。我国自2012年《中国冠心病康复与二级预防专家共识》发表以来，心脏康复治疗得到迅猛发展。

目前心血管病的治疗方法有药物治疗、介入治疗、外科手术等，但各有局限性。近现代科学在基于还原论为主潮流的大背景下，以现代西医学和生理学中的系统、器官和细胞、基因甚至分子等为主线，建立了各自的理论体系及相应的精细分支学科。其引导了医疗进步是有目共睹的，但同时也伴随着分科过细、过窄使医师，特别是年轻医师可能只了解人体的局部，从而导致片面、机械的"头痛医头，脚痛医脚"，抑制了"以人为本"的医疗服务质量的提高，在一定程度上偏离了从整体上"治病救人，救死扶伤""减少疾病发生，提高健康水平"的防治疾病的根本职责，使得人类心脑血管疾病等慢病的诊疗存在很大的局限。

近年来，学者们意识到仅关注局部研究难以取得突破，"围墙文化"和故步自封的旧观念终将被唾弃，提出多种多学科整合和转化模式，学科交叉、医学的整合趋势和转化趋势已非常明显。医学整合就是基于医学发展整体化的客观趋势和克服专科体制弊端的需要，特别是基于慢病的防与治而提出的理论。临床医疗实践表明，将学科性质相似的专科融合在一起，或将针对同一器官的不同治疗手段整合，一方面有利于开阔临床医疗、科学研究和学术思想的视野，同时也使医师更透彻地理解疾病和生命，为患者找到最佳的防治方案。

本书旨在展现以人为核心，以氧气需求—供应平衡为纲的呼吸、循环、神经、消化等系统联合一体化调控体系为基础，以整体整合生理学医学理论体系为指导的心脏康复与慢病综合康复策略和正确思辨方法，也涉及心脑血管代谢、肿瘤等多领域的防治康养一体化整体管控论题。

本书有几个重要的方面。首先，研究整体整合观念指导下的心脏康复及与之相关的慢病康复方法，强调人体各系统的调控并非各自为政，现代医学亟须从整体上进行整合。其次，反映心肺康复的现状与发展趋势。主要研究CPET在心脏康复中具有的重要作用与良好应用前景，CPET的临床适用范围非常广泛，包括对呼吸、心脑血管、代谢、血液及神经等疾病的诊断与鉴别，疾病严重程度评估，治疗效果评估及疾病预后预测；客观定量的人体整体功能性评估和健康管理等。在整体整合生理学医学新理论指导对心肺运动正确解读下，还可以制定安全有效的个体化运动康复处方，让心肺代谢异常及肥胖等患者配合药物、手术、器械等治疗方法，从而得到最佳治疗效果。最后，着重体现生活方式、体力活动和运动康复不仅是健康管理手段，更是医学临床的重要组成部分，从整体性、系统性和协调性的角度出发，优化顶层设计，实现国人疾病的预防、诊治、康复、养生、养老及养病一体化的健康有效管理，为健康中国的实现贡献力量。

孙兴国

筆于北京阜外醫院

目 录
Contents

慢病的国内外现状与反思

1. 国际心脑血管病情况

心血管病（cardiovascular disease，CVD）和脑血管病（cerebrovascular disease，CVD）不仅英文缩写相同，而且都是血液循环异常疾病，都是全球性的主要死亡因素，心脑血管疾病及其并发症更是稳居人类死亡因素首位。《全球疾病负担报告2016》中提到在慢性非传染性疾病中，2016年死亡人数最多的疾病为心脑血管病（1760万），其造成的死亡人数较2006年增加了14.5%，而年龄标化病死率也下降了14.5%；缺血性心脏病和脑血管病（卒中）死亡人数占所有心脑血管病死亡人数的85.1%；缺血性心脏病的总死亡人数增加了19.0%，从2006年的796万人上升到2016年的948万人，是心脑血管病总死亡人数增加的主要原因。心脑血管病年龄标化病死率的下降，主要是脑血管病病死率下降带来的（2016年较2006年下降了21.0%）。

　　20 世纪 70 年代至 90 年代是欧美慢性非传染性疾病发病的高峰期，为了保证其国民的身心健康，降低过快增长的医疗费用，一些医学健康研究中心提出了健康管理的新型医疗消费观念，并取得了显著成效。疾病管理采用整合式的照护系统，以改善疾病症状及减少医疗成本为最高原则，涵盖所有慢病人群；通过预防、循证干预、制定专业性高的议定书施加干预，并借助患者的自我管理来达到医疗管理最优化；通过不断评估健康状况和衡量干预成果来改善整体患者健康，从而提高生活质量和降低医疗成本。疾病管理的整个实施过程极为重视持续品质的改进、回馈和沟通，慢病患者的生活及行为方式得到极大改善，发病率、病死率、致残率明显降低，达到促进健康、提高生活质量的目的。当然这些结果的取得是以巨额经济支持为代价的。2013 年美国医疗支出就达到了 2.1 万亿美元，预测 2020 年人均医疗支出将近 1 万美元，总支出近 3.2 万亿美元，占美国 GDP 的 18%。目前，将近一半的美国人患有慢病，而这些病目前无法治愈，却耗费巨大资金，政府难以承受。结果就是，美国身体最不健康的 5% 人口，花掉了 50% 的医疗支出；而身体最为健康的 50%，只消费了 3% 的医疗支出，因此，美国前任总统上任仅数月就终止了其前任总统历经 8 年筹划并刚刚开展的全民健保计划。有研究认为，以商业医保为主，联邦政府医保为辅的美国医保体系，是医疗成本飙升的重要原因，如何降低医疗成本的美国医改已经成为的两党争论的核心和焦点。

2. 国内心脑血管病情况

欧美慢病发病率早已开始下降，但中国以心血管病为代表的慢病发病率却在持续升高。特别是进入 21 世纪后，中国慢性非传染性疾病取代传染性疾病成为人类的主要杀手。截至 2017 年底，中国 60 岁以上老年人口数量已经达到 2.41 亿，其中超过七成患有慢病；目前约有心血管病患者 2.9 亿，未来 10 年数量仍将快速增长，且在老年人群中发病率更高。2015 年心血管病病死率仍居首位，高于肿瘤及其他疾病。从 2009 年起，农村心血管病病死率超过并持续高于城市水平，2015 年农村居民心血管病病死率为 298.42/10 万，其中心脏病病死率为 144.79/10 万，脑血管病病死率为 153.63/10 万；城市居民心血管病病死率为 264.84/10 万，其中心脏病病死率为 136.61/10 万，脑血管病病死率为 128.23/10 万。2020 年 4 月《中国急救医学》刊登的《我国 5516 例尸解猝死病例流行特征分析》一文报道，研究人员对 5516 例猝死者的尸体进行解剖分析，发现猝死首要原因是心源性猝死，占 57.8%，其中 55.2% 为冠心病猝死，占比最高；21.6% 为肺源性猝死；9.21% 为脑源性猝死。

3. 心脑血管病的医疗负担

自 1980 年以来，中国医院心脑血管病和糖尿病患者的出院人次数不断增加。尤其是 2000 年以后，呈加速上升趋势；相应地，心脑血管病住院总费用也在快速增加，2004 年至今，年均增长速度远高于国内生产总值（gross domestic product，GDP）增速。而这种增长主要来自住院服务需求的增长，以及不合理用药占比长期居高不下。2015 年中国医院心脑血管病出院总人次数为 1887.7 万，占同期出院总人次数的 12.9%，其中心血管病占 6.6%、脑血管病占 6.3%，其中又以缺血性心脏病和脑梗死为主，分别占 36.2% 和 30.3%，其余依次为高血压、颅内出血、风湿性心脏病。1980—2015 年中国心脑血管病患者出院人次数年均增速为 9.96%，高于同期出院总人次数的年均增速（6.3%）。心脑血管病中各病种年均增速排在前几位的为脑梗死（12.2%）、缺血性心脏病（11.5%）、急性心肌梗死（acute myocardial infarction，AMI）（10.4%）、颅内出血（9.6%）、高血压（7.9%）、高血压性心脏病和肾脏病（5.9%）、风湿性心脏病（1.4%）。1980—2015 年糖尿病出院人次数年均增速为 13.9%。2015 年心脑血管病的住院费用中，AMI 为 153.4 亿元，颅内出血为 232.0 亿元，脑梗死为 524.3 亿元；排除物价因素的影响，自 2004 年以来，年均增长速度分别为 30.1%、18.1% 和 23.5%。AMI 的次均住院费用为 25 454 元，颅内出血为 17 128.3 元，脑梗死为 9174.2 元。慢病的控制质量很低、不达标，导致了很多患者因病致贫和返贫。

虽然我国 GDP 总量排世界第 2 位，但人均 GDP 排名（2018 年）却是第 72 位，不足 1 万美元（$9377），仅与美国的人均医疗费用相当。截至 2018 年底我国医疗卫生费用占 GDP 的比例从不足 5% 上升至 6.2%，已经是很大进步，但仍然处于世界卫生组织（World Health Organization，WHO）定义的低收入国家行列水平，远低于全世界 9.9% 的平均水平。我们用人均不到 500 美元的费用支出，走出了一条发展中大国以较低投入、覆盖较多人口的卫生与健康发展道路。所以笔者认为，如果像有些专家们建议那样一味地照抄美国和欧洲模式是没有出路的。

4. 对现有临床体系的反思——诊断技术手段和药物治疗的进步并没有带来发病率的下降

在我国，随着经济发展及医学、药学、科学和技术的进步，以心血管病为代表的慢病发病率并没有因此下降，仍然呈持续上升趋势，尚未出现平台期或下降趋势。全国各大医院床位不断扩增、医护人员相对短缺，不能满足日益增长的就医需求，造成看病难、看病贵、医保费用超支现象。那么，造成这种现象的原因是什么？笔者认为现代科学还原论、简化论大潮下，临床医学分科过细、过窄，使"医师"这个本应该重点关注患病这个人整体的专业群体，只重点关注了解人体的系统、器官或某些局部，对人文和整体关注不足，甚至导致片面、机械的"头痛医头、脚痛医脚"，一定程度上限制了"以人为本"的医疗卫生服务质量的提高。通过对整体整合生理学医学的理念推广学习，能让医师正确理解人体是一个有机整体，人体生理学各个系统、各个脏器的功能连续动态环环相扣、不可分割的时间及空间交互影响，而疾病的发生是环境、遗传和自身生活方式长期共同作用的结果，对心脑血管慢病能进行整体的理解和处理，从而做出真正有利于患者有机整体的诊疗康养的正确决定，实现令人吃惊的慢病异常指标有效管控的医疗服务模式；随之，再在慢病有效诊疗基础上推广应用到高危因素人群及正常人群的健康管理中，实现健康有效管理，达到慢病防治康养一体化的有效管控，为最终实现健康中国而努力。

传统心脏康复

5.　发展简史

1802 年英国内科医师 Heberden 记录了 1 例心绞痛患者康复案例：患者每天锯木半小时，而他的心绞痛几乎治愈。大约 50 年以后，爱尔兰内科医师提出了"步行运动"治疗"心脏脂肪疾病"的观点。几年后，英国外科医师 John Hilton 倡导的"心脏病患者应该严格卧床休息"观点成为大多数英语国家和地区医疗理念的重要组成部分。直到百年后，在 1944 年的美国医学协会年会上，医师们才第 1 次共同质疑冠心病（coronary heart diseases，CHD）延长卧床的常规医疗处置方法。

20 世纪中叶，人们看到心脏病迅速蔓延，并认识到心肌梗死（myocardial infarction，MI）后尽早活动，而后逐渐进行低强度运动，会为存活者回归正常生活带来巨大的希望。20 世纪 80 年代末，运动训练被确立为心脏康复（cardiac rehabilitation，CR）的关键部分，但仅作为综合程序的一部分，其他还包括戒烟、控制体重、调整危险因素、饮食控制、药物治疗和心理咨询等。在过去的 150 年间，CR 已经从经验性的步行训练方法，发展成以循证为基础，综合的、长期的适应于 CHD 不同临床类型的治疗方案。城市化进程加快和对心脏有害的生活方式已引起全球心血管病发病率的增加，这需要加大零级预防、一级预防和二级预防的管理力度。CR 服务的逐步发展，已经不仅仅存在于欧洲和北美地区，这一现象虽然令人欣慰，但需要开展更多涉及不同种族和文化人群的试验。

笔者经过对 CR 模式的全面考察，发现欧洲主要是以康复中心和社区项目互相结合的模式；部分亚洲国家和地区等是以康复门诊带动家庭的模式；美国是以市场为主导、国家部分支持的模式。例如，英国是在学会引导下的全国协作，患者在类似三甲医院这样的大医院治疗出院后直接转接到社区，社区采取 CR 俱乐部的形式进行训练，患者之间可以互动交流，项目亲民易接受，并且可以医保报销，医保或商保一般覆盖社区 1 ～ 3 个月的康复项目。日本是以 CR 门诊为主体，患者在大、小医院都可以接受康复门诊的定期随诊，在门诊开具的康复处方指导下进行家庭康复训练，这也是整个东南亚比较盛行的模式。美国医院大多采用三期 CR 模式，创始人是 Hellerstein HK 医师，这一模式将"康复"定义为"使患者在生理、心理、社会、感情、性生活、职业及经济医疗上恢复到最佳状态的一种方式"。三期 CR 模式包括住院期（Ⅰ期）、出院后的早期门诊期（Ⅱ期）、重返工作期（Ⅲ期），他们采用"专业／专家小组"的形式来帮助患者康复，包括心脏病医师，护师，营养师，社会工作者及运动、康复、心理、睡眠等分支专业的专家们。各种医保基本上覆盖医院内Ⅰ期康复，所以Ⅰ期康复做得比较成熟。在ICU可以看到以医师为核心，包括康复治疗师、呼吸治疗师、心理咨询师、护士在内的康复小团队，医师先与康复治疗师讨论患者一天的康复治疗方案，呼吸治疗师、心理咨询师有问题可以和医师一起讨论，一起制订好方案后将医嘱下达给护士，护士再结合小组讨论并记录具体的执行方案反馈给医师审核，医师确认无误后签字执行，形成了一个很好的闭环模式。

近年来，我国大量临床研究表明对慢性心力衰竭（chronic heart failure，CHF）患者进行运动康复治疗可以有效改善患者心功能和生活质量。主要研究方法为在常规治疗的基础上，让患者进行康复运动治疗。但是，这些研究应用的康复运动处方的制订及治疗效果评估方法大多为非定量或半定量的，如6分钟步行距离，仅少数使用客观定量的标准方法，特别是缺乏使用如CPET这种严格质控、规范化操作及对整体数据进行分析判读的方法。

目前国内研究与临床应用方面主要面临三大困局：一是医保支付支持不足，有限的康复资源主要用于肢体康复，政府、医疗保险和医患双方对CR的巨大社会需求甚至认识不足；二是部分医院还未走出追求利润的粗放发展模式，不少医学专业人员认为康复治疗的经济效益不明显，对CR无兴趣，不重视和不投入；三是人才匮乏。CR是独立的专业，与心脑血管病防治既有联系，又有区别。

其团队是以心血管专业临床医师为核心，包括运动医学、营养、心理、社会及护理工作者与患者家属等。

6. 国内外指南

传统 CR 的标准模式包括 3 期：院内 Ⅰ 期康复、院外早期 Ⅱ 期康复和院外长期 Ⅲ 期康复，欧美国家心血管病患者出院时间明显提前，其 CR 指南已不再强调院内 Ⅰ 期康复；对于 Ⅱ 期 CR 方案，明确提出可以多样化，除传统 CR 中心模式外，家庭 CR、结合人工智能基于网络的家庭 CR 方案都是有效的模式。无论采用哪种，需满足规定的安全有效方案的所有标准。鉴于 CR 的临床获益，欧美国家已将其作为心血管病临床治疗的必要组成，成为《2013 美国 ST 段抬高型心肌梗死指南》《英国 2014 心肌梗死和 CABG 术后 CR 指南》《非持续性 ST 段抬高 ACS 的欧洲指南》的 Ⅰ A 类推荐。

与 2007 年的《慢性心力衰竭诊断和治疗指南》、2010 年的《急性心力衰竭诊断和治疗指南》及 2012 年的《右心衰竭诊断和治疗中国专家共识》相比较，2014 年的《中国心力衰竭诊断和治疗指南 2014》第 1 次明确指出"心力衰竭患者应规律的进行有氧运动，以改善心功能和症状（Ⅰ类，A级）""临床稳定的心力衰竭患者进行 CR 治疗是有益的（Ⅱa类，B级）"，还提出了多学科管理方案"多学科治疗计划是将心脏专科医师、心理、营养、运动、康复师、基层医师（城市社区和农村基层医疗机构）、护士、患者及家属的共同努力结合在一起，对患者进行整体（包括身心、运动、营养、社会和精神方面）治疗，以显著提高防治效果，改善预后。应建立这样的项目并鼓励心力衰竭患者加入，以降低心力衰竭住院风险（Ⅰ类，A级）"。2015 年中国康复医学会心肺预防与康复专委会颁布了《中国心血管病康复/二级预防指南 2015 版》，在此基础上，参考 2017 年和 2018 年发表的国际相关指南，择其更新的重要学术内容，编写了中国《心脏康复与二级预防指南 2018（简本）》。

7. 治疗概念

WHO 提出 CR 基础概念：CR 是为心脏病患者给予生理、心理、社会环境的支持，最大限度地恢复患者的社会功能。最初只是简单的监测及适当的运动康复锻炼，历经数十年逐步发展形成多方面、多学科协同合作，囊括了 CR 与二级预防的延续治疗。

现阶段 CR 的概念可归纳为：涉及病情及身体状况评估、运动锻炼处方、心血管病危险因素控制、健康生活方式指导、心理咨询辅导和行为干预等长期综合的过程，减轻对心血管病的病理生理及心理的损害，降低再次梗死发作或猝死的风险，改善心血管病的临床症状，稳定甚至逆转动脉硬化的程度，调整患者的心理及辅助其职业状况。目前认为 CR 早已经是心血管病的治疗及预防中不可缺少的构成部分。

心脏康复/二级预防的具体内容包括：①系统评估，初始评估、阶段评估和结局评估是实施 CR 的前提和基础。②循证用药，控制心血管病危险因素。③改变不健康生活方式，主要包括戒烟、合理饮食和科学运动。④情绪和睡眠管理，关注精神心理状态和睡眠质量对生活质量和心血管功能预后的不良影响。⑤健康教育行为改变，指导患者学会自我管理是 CR 的终极目标。⑥提高生活质量和职业回归。CR 的目标：简单来说是提高患者生活质量；具体来说是预防患者长期卧床休息的并发症，调控心血管病的危险因素，提升患者对自身疾病的认识，预防和（或）纠正患者心理问题（如焦虑、抑郁等），增强患者的自信和生存意志，通过有氧锻炼恢复患者体能，回归家庭及社会。最终 CR 可降低患者再住院率、发病率及病死率。

7.1 心脏康复的教育、评估与准备

所有 CR 专业人员应接受医患沟通技巧培训，包括动机访谈技术和吸烟者戒烟后复吸的干预技术。采用以证据为基础的健康行为改变模型及干预技术，指导患者改变不健康行为。鼓励和支持患者设立短期和长期目标，并使用以问题为基础的健康教育模式，以培养患者的自我管理能力。鼓励患者选择一位疾病恢复期伙伴（可以是家人、亲戚或朋友），此人能积极参与到患者的 CR 和疾病恢复中来。健康教育的目的不仅是提高患者的健康知识，也是增加患者战胜疾病的信心并提升自我管理效能。开展健康教育前要了解个体的文化程度、健康素养及对健康知识的需求。

评估分为：①Ⅰ期院内评估。住院患者开始康复治疗的指征：过去 8 小时内无新的或再发胸痛；肌钙蛋白水平无进一步升高；未出现新的心力衰竭失代偿征兆（静息时呼吸困难伴湿啰音）；过去 8 小时内无新的明显的心律失常或心电图（electrocardiogram，ECG）动态改变；静息心率 50 ～ 100 次 / 分；静息血压 90 ～ 150/60 ～ 100 mmHg；血氧饱和度＞ 95%。②Ⅰ期出院前评估。出院前应对每例心血管病患者进行运动风险评估，目的是根据评估结果指导患者出院后日常活动，同时提供出院后运动指导。符合Ⅰ期康复适应证患者出院前评估时间：AMI 发病 7 天后，支架置入术桡动脉入路 24 小时后，股动脉入路 7 天后，冠状动脉旁路移植术 7 天后，慢性收缩性心功能不全病情稳定 7 天后，未植入支架治疗的不稳定型心绞痛患者胸痛缓解 7 天后。③Ⅱ期综合评估和危险分层。综合评估是制定个体化 CR 处方的前提，通过评估，了解患者的整体状态、危险分层及影响其治疗效果和预后的各种因素，从而为患者制定急性期和慢性期最优化治疗策略，实现全面、全程的医学管理。评估时间包括 5 个时间点，分别为初始评估、每次运动治疗前评估、针对新发或异常体征 / 症状的紧急评估、CR 治疗周期中每 30 天再评估和 90 天结局评估。没有接受结局评估，意味着患者没有完成 CR 治疗。评估团队由心血管康复医师制定评估方案并主导评估过程，护士和运动治疗师协助完成各项评估，CR 医师完成对整个评估结果的解析。所有患者在进入 CR 计划前都要进行综合评估，内容包括病史、症状、体征、用药情况、心血管病危险因素及常规辅助检查，如静息心电图、超声心动图 [判断有无心腔扩大、左心室射血分数（left ventricular ejection fraction，LVEF）] 及血液检查（如血脂、血糖、心肌损伤标志物）等。

7.2　心脏康复与运动

CHD 患者运动处方的具体内容：运动形式主要包括有氧运动和抗阻运动，以前者为主，包括行走、慢跑、游泳和骑自行车等；后者包括静力训练和负重等。有氧运动频率为 3 ～ 5 天 / 周，最好 7 天 / 周；抗阻运动、柔韧性运动频率为 2 ～ 3 天 / 周，至少间隔 1 天；心脏病患者最佳运动时间为 30 ～ 60 分 / 天，而刚发生心血管事件的患者运动时间应从 10 分 / 天开始，逐渐增加运动时间，最终达到 30 ～ 60 分 / 天。在运动前要评估每例患者最近身体健康状况、体质量、血压、药物依从性和心电图的变化。根据危险分层决定运动中的心电及血压等医学监护强度。根据运动前的临床状态调整运动处方的强度和持续时间。

7.3　心脏康复与精神心理

通过问诊了解患者的一般情绪反应，进一步使用心理筛查自评量表，推荐采用《患者健康问卷 9 项（PHQ-9）》《广泛焦虑问卷 7 项（GAD-7）》评估患者的焦虑抑郁情绪。自律神经测定仪可以作为补充工具。评估结果为重度焦虑抑郁（PHQ-9 或 GAD-7 ≥ 15 分；PHQ-9 或 GAD-7 ≥ 10 分不伴有躯体化症状）的患者，请精神专科会诊或转诊精神专科治疗，评估结果为轻度或中度焦虑抑郁的患者（PHQ-9 或 GAD-7 评分 5 ～ 9 分；PHQ-9 或 GAD-7 评分 10 ～ 15 分伴有躯体化症状），CR 专业人员可给予对症治疗，包括正确的疾病认识教育、运动治疗和对症抗抑郁药物治疗，推荐首选 5- 羟色胺再摄取抑制剂、氟哌噻吨美利曲辛片和苯二氮䓬类（benzodiazepines，BZ）药物。

7.4 心脏康复与营养

CR 专业人员应掌握营养成分与心血管健康的关系，以及营养评估和处方制定方案。所有患者应接受饮食习惯评估，评估工具可采用饮食日记、食物频率问卷、脂肪餐问卷及饮食习惯调查问卷，评估患者对心血管保护性饮食的依从性及对营养知识的了解程度，纠正错误的营养认知。对于患者的营养处方建议，应根据患者的文化、喜好及心血管保护性饮食的原则制定营养处方。定期测量体重、体重指数（body mass index，BMI）和腰围。建议超重和肥胖者在 6 ~ 12 个月内减重 5% ~ 10%，使 BMI 维持在 18.5 ~ 23.9 kg/m²；腰围控制在男 ≤ 90 cm、女 ≤ 85 cm。

7.5 心脏康复与体外反搏治疗和体外心脏震波治疗

（1）增强型体外反搏（enhanced external counter pulsation，EECP）治疗。传统的 CR 以运动为核心，EECP 对于血管的作用与运动相似，但其无明显增加心率、心肌耗氧量等不良反应，因此较运动的安全性更高，可用于不稳定型心绞痛、静息状态下存在心肌缺血等运动禁忌证患者。EECP 不需患者做出肌肉主动收缩的动作，因此也被称为"被动的运动"，与常规运动相比，患者行 EECP 治疗时骨关节承重明显减少，尤其是膝关节。因此，那些不适宜运动或有运动禁忌的心脑血管病患者，更适合用 EECP 治疗来改善循环。EECP

与传统运动康复相比，能够增加冠状动脉、颈动脉等重要脏器供血血管的血流，还能够通过改善血管内皮功能减少脂质过氧化、抗动脉粥样硬化及改善心功能，增加运动耐量。

（2）体外心脏震波治疗（cardiac shock wave therapy，CSWT）。是国际上新近发展起来的前沿科技，具有无创、安全、有效的特点，为针对终末期 CHD 和难治性心绞痛患者的一种新的治疗方法。CSWT 利用超声定位，依靠心电图门控技术触发，对所确定的心肌缺血靶区域释放脉冲式声能量（震波）。震波在心肌组织细胞内产生机械剪切力和空穴效应，通过一系列的作用机制，诱导局部心肌一氧化氮的合成及多种血管生成因子的表达，促进缺血区域的毛细血管生成和局部微循环重建，从而改善心肌供血，减少心脏事件。且未发现心脏震波对人体组织造成损伤。CSWT 能够有效改善严重 CHD 患者的心绞痛症状，明显缓解心肌缺血症状并提高心室局部的收缩功能，对于心绞痛和缺血的治疗效果可持续 1 年。在安全性方面，CSWT 未见明显相关的不良反应。

7.6　心脏康复与吸烟和戒烟

临床医师在门诊或病房诊疗中，应常规询问患者吸烟史和被动吸烟史（证据水平 B），或使用呼出气一氧化碳检测仪（< 10 ppm 判断为未吸烟）判断患者是否吸烟。对吸烟患者，应询问吸烟年限、吸烟量和戒烟的意愿，评估烟草依赖程度，记录在病历上或录入信息系统。在病历中标明吸烟者戒烟意愿所处的阶段，符合诊断者明确诊断"烟草依赖综合征"。提供戒烟咨询和戒烟计划。戒烟是能够

挽救生命的有效治疗手段。面对吸烟患者,需用明确清晰的态度建议患者戒烟。药物结合行为干预疗法会提高戒烟成功率。基于戒断症状对心血管系统的影响,建议有心血管病且吸烟的患者使用戒烟药物辅助戒烟（一线戒烟药物：盐酸伐尼克兰,盐酸安非他酮、尼古丁替代治疗),以减轻神经内分泌紊乱对心血管系统的损害。建议所有患者避免暴露在工作、家庭和公共场所的环境烟草烟雾中。

7.7　心脏康复与药物

传统 CR 药物处方管理应遵循如下原则：①遵循指南建议给予规范化药物处方;②个体化选择用药方案;③关注药物的相互作用和不良反应;④关注药物对运动耐量的影响;⑤提高患者的服药依从性;⑥发挥临床药师的作用;⑦辅以调节睡眠药物及心理治疗或指导。

国内外指南一致建议将 CHD 治疗药物分为改善预后和改善心绞痛两类。改善预后的药物包括阿司匹林（若不能耐受,可选择氯吡格雷)、他汀类药物、血管紧张素转换酶抑制剂（若不能耐受,可选择血管紧张素 Ⅱ 受体拮抗剂)、β - 受体阻滞剂;改善心绞痛的药物包括 β - 受体阻滞剂、钙通道阻滞剂 (calcium channel blocker, CCB)、硝酸酯类、伊伐布雷定和心肌代谢药物曲美他嗪,药物的具体使用方法见我国和欧美国家的稳定性 CHD 诊断治疗指南。

个体化用药方案应考虑以下因素：患者需要使用的药物类别、剂量大小、应达到的靶目标和是否能够达到靶目标。CHD 治疗药物 β 受体阻滞剂、他汀类药物、降压药物和降糖药物需考虑剂量大小、应达到的靶目标和是否能够达到靶目标。建议根据指南结合患者的病情、合并症和生命体征等选择药物；根据治疗靶目标结合年龄、性别、体重和既往用药史等调整药物剂量。

笔者对个体化精准运动整体方案管理的患者的药物调整原则：已经使用的药物，除非显著错误，原则上都不进行调整，待个体化运动为核心的整体方案使其异常指标恢复至正常范围甚至反向逆转后，才开始考虑逐步对药物进行调整。调整药物时，除抗血小板药物或抗凝药物不停用，只减量至原剂量的 1/2 ～ 2/3；在保证各种生理学指标、化验指标基本稳定，无明显波动的前提下，其余所有药物均逐渐减量、甚至直接停用，以保证慢病有效诊疗过程中异常指标转归的平稳过渡。

8. 现有的指南对心脏康复是指导还是限制

现有的 CR 指南，往往以心率作为评估患者是否应该停止运动的指标，但对于大多数心血管病患者来说，这一指标的设定并不合理。笔者在工作中多次遇到这样的患者，其中有 2 例女性患者，年龄分别为 45 岁和 57 岁，均因心脏瓣膜病拟行手术治疗，术前行心肺运动试验（cardiopulmonary exercise testing，CPET）进行运动耐力和麻醉手术危险性评估。静息时均为房颤心率，分别为 170 和 150 次 / 分，患者主观描述除心慌外无明显其他自觉症状；查体血压正常、脉搏有力，除瓣膜病特殊心音外，余心肺查体均为阴性。测定静态肺功能后，进行症状限制极限 CPET。2 例患者最终均因腿酸乏力停止运动，整个过程中患者无其他不适症状出现，峰值负荷功率分别达到 53 和 48 W/min；峰值摄氧量（peak oxygen uptake，peak $\dot{V}O_2$）分别达到 0.55 和 0.63 L/min，9.0 和 12.6 mL · min^{-1} · kg^{-1}，34% pred 和 50% pred；而最快心室率分别达到 220 和 180 次 / 分；继续监测上述指标 5 分钟，心率完全恢复到运动前水平，其他指标也基本上接近运动前水平。安全、无任何并发症地完成症状限制性最大极限 CPET，客观、定量地评估了麻醉手术危险性，患者均安全顺利地进行了手术，无任何并发症出院。

上述 2 例患者提示我们，临床医学所有患者都是不同于其他任何人的独有个体，无论是临床诊断和治疗，还是 CR 和 CPET 都应该只是针对单独患者的具体情况做出最优化选择，即临床医学只能是个体化的。心率或其他功能性指标可作为 CR 运动的一项重要参考指标，但不应作为限制运动的因素，在严密监测的情况下，此类患者仍可安全地进行 CPET 完成整体评估的目的。由此可见，目前的 CR 指南并没有最好的适应于每例心血管病患者的康复，甚至限制了一部分功能状态偏差的患者个体进行运动，对于这部分患者来说，目前的 CR 指南对于他们的疾病治疗转归与康复就可能是不利的。因此只有在整体整合生理学医学新理论指导下，以 CPET 客观定量整体功能评估条件下，制定个体化精准运动为核心的整体方案才能对以心血管病为核心的慢性非传染性疾病患者进行安全有效地治疗，实现真正的康复。

整体整合生理学医学新理论体系
——从创立到对慢病机制新解

9. 整体整合生理学医学理论体系的概论

整体整合理论体系的基本概念是在整体论指导下，将医学各领域最先进的理论知识和临床各专科最有效的实践经验及科学技术分别加以有机整理与整合，并根据社会、环境、心理的现况进行调整，使之成为更加符合人体健康和疾病防治所需的新的医学体系；更加适合为人们的健康管理、疾病预防、诊断治疗和功能康复提供更好的服务。整体整合生理学医学是在将人体看作一个有机整体的基础上，将所有功能活动和功能系统联系一体化，对时间、空间观念上的连续、动态、复杂过程的调控机制进行有机综合分析的学科，而不仅仅是以其他系统相对稳定或不变为前提描述的系统生理学各个系统的机械整合。

10. 整体整合生理学医学新理论体系：对生命及医学的思考

10.1　什么是生命

笔者对生命的概念进行了一个初步的功能性描述，整体上的人和动物存活的状态，呼吸是表征，血液循环是基础，组织代谢是前提，氧化能量物质为各个功能结构提供能量是代谢核心，在神经和体液调控下，在消化、吸收、泌尿、排泄等各系统的配合下所完成的一个动态趋向于平衡，而永远没有达到真正的平衡这样一种功能状态。

10.2　为什么在整体概念上探索生命

医学服务对象是不可分割的有机整体的完整的人。人体是一个非常优化的功能状态调控体系，各个系统是相互联系、相互影响、互为因果的，是一个时间和空间作用下连续动态平衡和非恒态的过程。近年来，学科交叉、医学的整合趋势和转化趋势已非常明显，仅关注局部研究难以取得突破，"围墙文化"和故步自封的旧观念终将被人唾弃，现已提出多种多学科整合和转化模式。医学整合就是基于医学发展整体化的客观趋势，基于克服专科体制弊端的需要，更重要的是基于慢病的防控而提出的。而且，临床医疗实践表明，将学科性质相似的专科融合在一起或针对同一器官的不同治疗手段的整合，一方面有利于开阔临床医疗、科学研究和学术思想的视野，同时也使医师更透彻地理解疾病和生命，为患者找到最佳的防治方案。

经过 30 年的努力，笔者带领的团队已经创立并基本完成整体整合生理学医学理论体系的人体功能一体化调节与控制构架构建（图 1），但迄今为止，生命整体整合生理学医学理论体系还是纯理论性的。未来，"整体整合生物学、生理学、病理生理学、

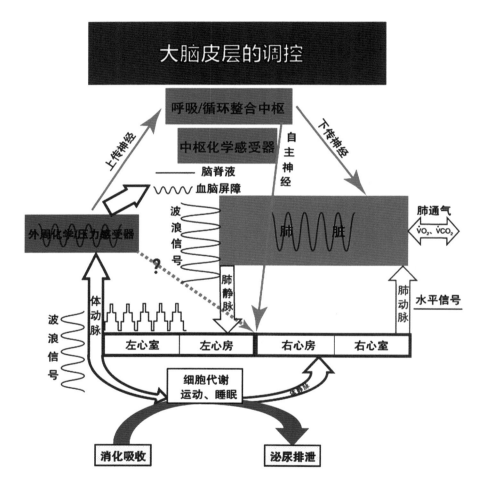

图 1 出生后人体生命整体调控的理论体系架构（见彩插 1）
（发表于《中国应用生理学杂志》2015 年 31 卷第 4 期"人体整合生理学医学理论与实践"专刊）

医学"完整理论体系尚需要进一步细化、调整、纠错、完善与优化，使人类对生命及各种生理功能整体性、整合发生、发展、调节与控制的认知得到突破性进展，其将为人体的生命健康与亚健康，各种疾病的预防、诊治、评估、预后预测和功能康复等提供正确的理论依据，继而创立"整体整合医学—数字医学—个体化医学"的新理论体系，更新"运动生理学医学""睡眠生理学医学""高原生理学医学""康复医学"理论知识。并可能有望实现真正意义上的"中西医结合"，即在传统国学中医学整体论指导下的现代医学实践，使国人的健康保护、健康管理和慢病的防、治、康、养得到更为全面优化的有力支持，在不忽视急性病诊疗的前提下，真正实现国人健康生命的最大化延长，使生命真谛的探索有所突破，使我国科学技术研究和医疗健康服务的水平真正领先于世界。

11. 整体整合生理学医学新理论体系：人体生理学功能的一体化自主调控

人是一个独立的有机功能整体，但同时又与自然持续进行着动态交换。人体的功能实现是一体化自主调控的复杂过程，是各系统间相互作用、无穷无尽地交织起来，是不可分割的一幅连续动态的立体画面，需要用整体的、关联的、全面的观点来理解。相对于传统的系统生理学医学而言，新理论体系恢复了原本真实存在的生命调控的整体性和复杂性，加入了空间和时间两个要素，探讨复杂非线性、多维度、多相性的信息论和控制论，分析连续动态自平衡和自稳定的调控机制，同时探讨人与自然环境（"天人合一"）连续动态交换与平衡的过程。

新理论体系区别于传统生理学之处有：①解释了机体呼吸和循环都以 B-by-B（即肺，breath-by-breath，一呼一吸；心脏，beat-by-beat，一舒张一收缩）模式的一体化自主调控。②调控的信号是多种多样多层次的，但能够在全身均发挥主导作用的、最初始的始动信号是氧和能量物质。③各种信号在人体内永远没有真正稳态，仅是动态趋向于平衡。④时间和空间的结合。由于机体的组织器官在三维空间的分布不同，各种信号从产生到通过神经体液的传送，以及到达各个效应器之后产生反应的时间都不相同；同一信号在不同部位和不同时间均产生不同的效应，而同一部位在同一时间同时接受不同的信号而产生的效应也不相同。⑤机体功能调控的一体化，在调控中各个功能系统虽分主次，但是绝对地排除了某个甚至某些功能系统的相对稳定与恒定不变，所有系统都是相互影响的和必需的。⑥信号与效应之间的关系是非线性的时间和空间多重并存复杂的相关关系。⑦调控信号运行环路中的时间延迟相当重要，是生命调控必备条件。⑧整体整合之下的分系统功能虽然否定了各个功能系统独立存在和相对独立调控的可能性，但是限于我们所受的教育和接受的认识，解释生命调控时继续延用呼吸、血液循环、代谢、神经、消化等功能系统的名词。

12. 整体整合生理学医学新理论体系的基本架构与整体调控机制

整体整合生理学医学新理论体系重视人体所有系统功能不可分割的整体调控，综合了时间和空间因素及多维、多相复杂信息论和控制论理念，描述呼吸是表征，血液循环是呼吸的基础，代谢是呼吸和循环的前提；以呼吸、血液循环、代谢为"Y"字形主轴，在神经体液统一整体调控下，在其他功能系统的配合和辅助之下，所有功能系统共同参与的、以维持人体功能连续动态趋向于平衡、而永远达不到真正平衡的状态。其首次一次性解释了生理学生命科学领域一直无法解释机制的诸多核心科学问题，如胎儿为什么不呼吸？新生儿为何呼吸？出生后呼吸如何实现吸—呼相互切换？参与呼吸调控环路中的血液循环解剖结构有哪些？左心室功能如何调控呼吸？呼吸频率、强弱和稳态产生与维持的机制是什么？心力衰竭患者发生陈—施呼吸异常的机制是什么？出生后心脏血管结构如何改变？呼吸对血液循环有什么影响？循环指标变异性原始原因是什么？运动血流再分布机制是什么？……这些是以人为本的整体整合医学和慢病防治康养一体化健康有效管理的理论基础。

12.1 呼吸自主调控的新解释

（1）整体呼吸调控基本架构。呼吸调控环路原不完整环路缺循环的肺毛细血管、肺静脉、左心房、左心室及动脉部分。呼吸调控核心信号动脉血气波浪式信号及其平均值。呼吸频率、强弱与吸呼时相切换动脉血气波浪式信号肺—动脉信号时间延迟（3 次心跳）、每搏量和射血分数、快反应外周化学感受器、神经和肌肉。呼吸稳态维持动脉血气波浪式信号的肺—动脉—脑脊液—延髓信号时间延迟（30 次心跳）、慢反应中枢化学感受器、神经和肌肉。

（2）人体呼吸调控信号的特征。动脉血中波浪式起伏变化的氧分压（arterial partial pressure of oxygen，PaO_2）、二氧化碳分压（arterial partial pressure of carbon dioxide，$PaCO_2$）和 $[H^+]a$。20 世纪 70 年代英国牛津大学 Band 教授采用 CO_2 电极、pH 电极连续动态测定 $PaCO_2$ 和 $[H^+]a$ 的研究证明了机械通气的实验动物 $PaCO_2$ 和 $[H^+]a$ 是动态波浪式变化的，并绘制出变化的波浪式曲线，同时还发现单位时间 $PaCO_2$ 和 $[H^+]a$ 的变化速率与潮气量呈正相关。但是，他们没有从生命整体调控角度正确分析该特征信号的重要意义。笔者团队也曾使用氧电极描记机械通气动物动脉 PaO_2 得到与 $PaCO_2$ 和 $[H^+]a$ 的变化相似的结果，只是变化方向相反；用动脉逐搏采血的办法进行血气分析证实了心功能正常和心力衰竭患者均存在波浪式信号，而且心力衰竭患者的波浪式信号幅度显著低于心功能正常者。

（3）呼吸调控的核心：吸—呼时相的切换机制。吸气时，呼吸肌群肌肉收缩使得膈肌下移和胸廓扩张，胸腔内压和肺内压低于大气，空气从呼吸道被吸入肺泡。笔者团队采用连续逐搏动脉采血进行血气分析发现心率和呼吸频率的比值约为 6：1，通过计算机断层扫描（computerized tomography，CT）同时测定肺血管容量和左心室每搏量，发现肺静脉血管容量和左心房容量之和大约是每搏心输出量的 2 倍，推算一次呼气/吸气产生的动态波浪式信号经过肺静脉、左心房、左心室到达外周动脉，约需经过 3 次心跳。即在肺部完成气体交换的血液经 1 次心跳到达肺静脉末端，经第 2 次心跳到达左心房，在第 3 次心跳舒张期进入左心室，在其收缩期到达外周动脉。吸气产生的肺泡氧分压（alveolar oxygen partial pressure，PAO_2）渐进性上升和肺泡二氧化碳分压（alveolar carbon dioxide partial pressure，$PACO_2$）渐进性下降，使得离开肺毛细血管与肺泡气体分压平衡的 PaO_2、$PaCO_2$ 和 $[H^+]a$ 等血气信号呈现同样变化趋势，经过循环到达主动脉弓和颈动脉体分别刺激主动脉体和颈动脉体的外周化学感受器，外周化学感受器感受到的信号经上传神经、神经中枢整合，由传出神经（膈神经和肋间神经等）发出指令，终止呼吸肌群的收缩而使其转入舒张；即吸气产生的信号终止吸气。反之，呼吸肌群舒张胸廓和膈肌弹性回缩产生肺内压上升，当肺内压超过大气压肺泡内气体被呼出，从而产生与上述相反肺泡—血液氧气和二氧化碳分压变化，经血液运输到动脉外周化学感受器再通过神经系统终止呼吸肌的舒张，产生下一次吸气；即呼气产生的信号终止呼气。由此肺通气肺换气在动脉化血液中形成了交替升降的波浪式信号逐次到达外周化学感受器触发呼吸时相切换。

（4）用整体整合医学新理论体系解释为什么胎儿没有呼吸。胎儿在母亲体内时 PaO_2 极低（28 ～ 30 mmHg）而 $PaCO_2$ 很高（45 ～ 50 mmHg），但却没有呼吸。母亲动脉血液中的波浪式信号足以触发母体的呼吸，但母亲的动脉血液经过胎盘毛细血管循环进入胎儿脐静脉时，血液中波浪式信号的波动幅度已严重衰减；而后再经脐静脉汇入下腔静脉、经右心房、卵圆孔进入左心房时，由于其他血液的稀释而变得更为衰弱；再经过非百分之百射血的左心室进入胎儿体循环动脉系统时，从母体动脉血而来的波浪式信号的波动幅度极其微弱；不足以通过刺激动脉系统中外周快反应化学感受器以触发呼吸。而由胎盘与母亲完成交换，使得 O_2、能量物质和 CO_2 等代谢产物基本维持稳定，不可能有较大幅度变化的波浪式信号到达中枢化学感受器平均值阈值以诱发呼吸，所以生活在羊水中的胎儿没有实际呼吸，也不能呼吸。

（5）人生第 1 次呼吸的生理学与产生机制。胎儿出生离开母亲后，由于组织细胞代谢和血液循环仍在继续进行，心脏仍在正常跳动，使得 PaO_2 不断降低，而 $PaCO_2$ 和 $[H^+]a$ 不断升高，达到某个（些）触发呼吸的刺激阈值后，就诱发第 1 次吸气；否则，永远不出现呼吸就会导致死亡。

与出生后第 1 次呼吸的产生机制一样，出生前胎儿经过胎盘脐带与母体相连，所以无论是母体、胎儿还是胎盘与脐带三方面出现问题，只要严重到一定程度均可以导致胎儿宫内窘迫。

由于出生后第 1 次吸气前肺内没有功能残气，随着第 1 次吸气的进行，肺泡中空气的 PAO_2 可以骤升至约 150 mmHg，$PACO_2$ 则近乎 0。肺循环血管是对 PaO_2 高度敏感的系统，第 1 次吸气具有极高 O_2 和极低 CO_2 造成肺循环血管全部开放，右心室射出的血液全部顺利地被输送到肺动脉，使得几乎全部心搏量经过肺循环回到左心房左心室再到体动脉系统。离开肺脏的血液急剧飙升的 PaO_2 与急剧下降的 $PaCO_2$ 和 $[H^+]a$ 等血气信号经化学感受器作用于呼吸中枢，经传出神经作用于肌肉实现吸气被终止，进入呼气时相；第 1 次呼气开始后由于肺泡中 O_2 不断弥散进入肺毛细血管血液中，血液中 CO_2 也不断弥散进入肺泡中，使得血液中逐渐降低的 PaO_2 与逐渐上升的 $PaCO_2$ 和 $[H^+]a$ 等血气信号经血液循环传送到动脉外周化学感受器，经呼吸中枢再作用于神经肌肉系统终止呼气，至此，人生的第 1 次呼吸就完成了。

12.2 循环自主调控的新解释

整体循环调控基本架构：循环和呼吸共同维持全身细胞代谢的稳态，实现心肺代谢一体化。心脏血管结构剧变是指出生后出现呼吸，从而导致卵圆孔、动脉导管和脐带血管马上闭合。心血管功能变异性（出生后每搏量、收缩压、心率和自主神经张力的变异性）的初始信号源自呼吸。左心衰竭呼吸异常机制是每搏量、射血分数和血流速度显著降低影响左心混合室效应，肺—动脉信号快反应与中枢化学感受器慢反应之间的时相错位效应。运动中血流再分布是代谢产物扩血管效应主导，超过交感和儿茶酚胺的缩血管效应。原发性高血压发病与运动治疗高血压机制解释因缺（需供不平衡）而高血压，运动可改变需供而有效治疗。

血液循环的目的主要是运输细胞代谢所需的呼吸进来的 O_2 和消化吸收的营养物质，以及排出 CO_2 和代谢产物。仅此而论，血液循环就同时在人体新陈代谢中相关 2 个核心功能主轴，呼吸循环代谢的气体轴与消化吸收循环代谢的能量与细胞结构物质轴，分别担任核心连接作用，所以循环调控的实现必须要超越系统论而从整体上讨论。此外，血液循环还运送由内分泌细胞分泌的各种激素及生物活性物质到相应的靶器官和靶细胞，实现机体功能的体液调控；血液循环还维持机体内环境理化特性相对恒定及血液的防卫免疫功能的实现等。从循环目的出发可以更好地理解心血管功能的调控，从而实现整体上心血管病的防治康养一体化健康管理。

出生后卵圆孔和动脉导管关闭的机制分析——呼吸的影响。1958 年 Paul Wood 就提出"为什么出生后卵圆孔要关闭"的疑问，然而一直没有得到解答。整体整合生理学医学新理论的观点认为卵圆孔的关闭是由第 1 次呼吸的产生引起的。第 1 次吸气导致右心房压力骤降为负压，从而使得房间隔卵圆孔左侧的膜状结构因为压差而封闭卵圆孔。动脉导管由于 PaO_2 的骤升而急剧、强烈、长时间持续收缩，久而久之使动脉导管逐渐完全闭合。由此，开放的卵圆孔和动脉导管关闭，动脉、静脉系统完全隔离开来，右心室向肺动脉的血流量与左心室向主动脉的血流量几乎完全一致且趋于动态平衡。

心力衰竭患者出现陈—施呼吸的机制。动脉血液中 O_2 和 CO_2 是随着呼吸周期而呈现逐渐升高后又逐渐降低的波浪形信号，是呼吸切换和调控主信号。心力衰竭患者的心搏量降低和舒张末容积增加、射血分数均降低，这个信号被衰竭的心脏更大幅度地衰减了。结果，一个正常呼吸信号经过衰竭心脏到了动脉变成低信号，使下一次的呼吸减弱，形成渐进性过低通气。随着时间推移，低通气渐低 30 秒后，动脉血液 O_2 降低和 CO_2 渐高，通过慢反应中枢化学感受器使得呼吸中枢调节的敏感性增高，继之形成一个渐进性过度通气。这个同一个血液信号从肺脏到达外周动脉快反应化学感受器（延迟至 30 秒）和中枢慢反应化学感受器（延迟至 30 秒）时相不同由此造成肺通气和动脉血与中枢慢反应化学感受器感受到高、低通气之间的时间位相差异，称之为"时相错位"。用左心室功能对呼吸调控信号的"混合室效应"衰减和肺通气动脉血外周快反应与中枢慢反应的"时相错位"结合起来可以解释心力衰竭患者表现出潮式呼吸的机制。其中左心室功能降低是唯一的原始病理生理学发生机制，所以称之为"心脏源性呼吸异常"。

12.3　神经体液的作用与调控模式简单类比为"音响调控"模式

用有 1 个麦克风和 1 个喇叭的音响系统来描述神经体液对呼吸和循环的调控：假设肺通气或心脏收缩是一个相当于喇叭声音的信号；空气相当于血液；麦克风相当于化学感受器和压力感受器；从喇叭发出声音的部位到达麦克风的时间，相当于血液循环由肺到主动脉体和颈动脉体的时间；麦克风后面的电线相当于传入神经纤维，它们传到了一个叫音量控制器的部位，在那个部位有 1 个调节大小的旋钮，相当于延髓背侧呼吸循环中枢整合部位感受中央化学感受器控制，这个延迟了的反应感受信号相当于从脑血管弥散到延髓背侧部分的时间延迟。在这个环境中，音响控制员坐在影视厅，但音响控制室在别的地方（如二层），要去调节音量至合适，就需要一定的时间延迟，一定是先听到声音信号不好才去调。

12.4 大脑皮层对生理功能的调控作用及精神心理生理学医学

精神心理因素对于人体整体的功能状态有着十分明显的影响。研究发现，精神心理因素与癌症的发病率有关，精神抑郁的人癌症发病率会比精神乐观的人高。精神压力和工作压力等已被证明与心脏疾病和代谢疾病的风险增加相关，工作压力大的人发生 CHD 事件、心脏疾病和中风的风险会适度升高。以上均说明精神心理因素是疾病发生的一个十分重要的原因，精神心理因素对于整体功能的调控和健康维持是不容忽视的。

人体作为一个有机整体，其精神心理是在这个整体的基础上发挥作用的，并且也在时刻影响着机体的功能活动。精神心理因素作为慢病的危险因素早已经成为激烈辩论的主题。慢病严重危害人民健康，同时带来极大的经济社会负担，做好慢病的防治康养必须兼顾患者"身心"，必须以整体论为指导。

12.5 运动和睡眠生理学是人体整体整合生理学的典范

整体整合生理学医学注重人体生命的 3 种基本状态：静息状态、运动状态及睡眠状态。从整体而言，这 3 种状态贯穿了生命全程，细胞是所有功能发生部位，但是细胞与外部自然界环境几乎无直接联系，所以功能的维持与调控需要其他系统保持气体和物质 2 个主轴的存在且状态正常。气体轴需要呼吸、循环与神经体液相互配合，将 O_2 运输至全身各处的细胞中，将细胞呼吸产生的 CO_2 运出体外。物质轴需要消化、血液循环、神经、肝与肾排泄等相互配合，将物质吸收运输至全身各处，再将代谢产生的产物经过肝脏代谢，或肾脏排出体外。所有系统功能全部参与的整体一体化活动，可调控人体的运动、睡眠、饮食、排泄、精神心理及免疫等。

运动生理学属于整体整合生理学医学的一个侧面。运动时，心输出量增加，但增加的心输出量并不是平均地分配给身体的各个器官。通过体内的调节机制，各器官的血流量重新分配。同时机体内（如肝脏）贮存血液也被调动。运动刚开始时，支配骨骼肌血管的交感舒血管神经兴奋引起血管舒张，使骨骼肌血流量增加。剧烈运动时，机体的交感神经兴奋，儿茶酚胺类激素（肾上腺素及去甲肾上腺素）分泌增多，导致全身血管收缩，血流量急剧减少；而骨骼肌剧烈运动时局部代谢产物的堆积，导致骨骼肌血流量急剧增加，以满足骨骼肌耗氧量增加的需求。不仅如此，在运动过程中，肌肉能量物质供应不足时，将会释放胰岛素样生长因子（促生长因子），增加肌肉能量的供应，同时也增加了脑部葡萄糖的供应，以此来应对减少的血流量带来的能量供应不足问题。

睡眠生理学也属于整体整合生理学医学的一个侧面。人体处于睡眠状态时，机体的代谢状态亦发生极大的变化，除呼吸系统及循环系统继续维持生命的活动外，其他各系统均处于低代谢状态，各系统可得到充分的休息。而处于异常的睡眠状态下，可引发多种与心血管系统相关的疾病。

12.6 其他系统功能活动的整体整合调控

人体功能一体化自主调控涉及了所有的系统器官组织细胞及各级功能结构的方方面面，而且其功能调控都与上述呼吸循环神经体液存在着直接、间接复杂的，反复交错的，互为因果的相互影响。总之，整体生命过程就是以呼吸、循环、代谢等多系统功能通过神经体液调节，在消化、泌尿等系统协同配合下实现一体化自主调控，从而达到以氧化代谢供能为核心的需／供趋向于动态平衡，却永远没有达到真正平衡状态的动态过程。

12.7　整体整合生理学医学理论体系的应用价值

目前，越来越多的疾病发病机制已经不能用单系统的生理机制来解释，整体整合生理学医学已成为医学未来发展的必然趋势。笔者独立地将"整体整合生物学—生理学—病理生理学—医学"完整理论体系创立起来，以期探索生命的真谛。整体整合生理学医学是在对正常人体生理学所有功能系统的整体一体化调控机制进行时空探索基础之上，对各种疾病，特别是慢病，发生的多系统整体整合病理生理学机制进行探讨，分析探讨慢病引起血糖、血脂、血压、尿酸及体重等指标异常的整体机制，继之探索慢病各种指标异常的发生、发展、纠正、转归和预后规律，进而对慢病预防、评估、诊断、治疗和康复提出创新可行的整体防治康养一体化解决全程方案。通过个体化精准运动为核心整体自然方案全时程全生命周期对血糖、血脂、血压、尿酸及体重等指标异常进行有效的管控，实现慢病的有效诊疗是真正意义上的"中西结合""标本兼治"，用国学整体论指导下建立的正确的现代有效医疗新体系。构建在整体论指导下的现代医学模式，使国人的健康维护和疾病防治得到有力支持，使我国生命科学研究和健康服务水平领先于世界。

13. 整体整合生理学医学理论体系对慢病发生机制进行创新性整体解释

我国慢病发生率较高，且有多种慢病不能治愈，而西医治疗指南中，以对症治疗为核心的本质是治标不治本，通常需要终生服药、停药就反弹。笔者以整体整合生理学医学解释慢病多高症及慢性肿瘤发生的核心机制是人体整体对某个或某些局部、相对或绝对的物质"需供不平衡"的代偿所致；治疗时对于异常指标不宜单纯抑制，而应顺势诱导人体功能的自然转归，即人体自愈力；笔者亲自在临床初试发现其疗效惊人。

13.1 高血压

血压调控与高血压的形成机制，从人体功能优化管理角度，循环功能和血压的调控都是具有自动趋向于优化和稳定的特性，但是其本质核心还是人体某个或某些器官组织细胞（各个细胞之间的不平衡与局部与整体间的分配不均）的血液、O_2 和各种能量与营养物质需供关系长期处于"缺"为特征的需供不平衡所致。血压增高需要心脏增加做功，属于非优化趋向，这绝非偶然，必然有其原因。用血液循环的目的来探讨比较合理的高血压形成机制，可以分别从供应不足、产物过多和物质供应匹配失衡来分析论述。

（1）代谢底物不足（血液、O_2 和能量物质需供不平衡）。细胞新陈代谢的两个底物是 O_2 和能量物质，正常机体内储存的 O_2 极少，代谢所需的 O_2 主要通过循环经呼吸从外界摄取。任何原因导致重要器官、组织和细胞的血液供应减少，必然使代谢底物不足。机体为了满足自身代谢和功能维持的需要，会通过神经体液内分泌等途径来增强心脏做功，提高灌注压、扩张血管、增加血流量，从而使代谢底物的运输可以满足和适应机体生命活动的需要。人体作为一个有机整体，其心脏和血管系统的自我优化功能在其他条件不变的情况下，不会无缘无故地增强心脏做功来提高血压。代谢底物供应量和效率相对不足，是机体的血压升高的典型代表，包括正常生理学的运动反应和病理生理性的心、脑、肾、肝、肠等缺血性疾病。在医学研究动物实验使用简单的心、脑、肾、肝、肠等脏器血管部分结扎和人为血管狭窄均可制造高血压模式，就是最好例证。

（2）代谢底物失平衡。正常生理情况下，O_2 和能量物质（只有糖、脂和氨基酸 3 种）两个代谢底物是匹配的，两者的失平衡可以使得人体更趋向于高血压。当机体摄入的能量物质过多时，必然需要更多的 O_2 来完成满足机体细胞代谢的需要，在其他条件不变的情况下，氧饱和度提高空间有限，只有通过相对地需要增强心脏做功，通过升高血压和（或）增加心率、提高灌注压来增加血流量，来达到运输更多的 O_2 以供机体代谢使用，但是，与此同时也会运送来更多的营养物质，形成恶性循环，使机体的血压升高和心率增加明显偏离正常范围。当机体运动过少，体内的能量物质堆积，使其与 O_2 的比例失衡，机体为了运输更多的 O_2 来处理这些能量物质，同样也可能会使血压升高。

（3）代谢产物过多及运动后的血压优化机制。运动期间当机体的代谢率升高，细胞代谢加剧，代谢产物蓄积、浓度急剧升高时，会刺激血管舒张从而增加血流量来加速清除代谢产物，维持机体内环境的稳态。如果代谢产物，特别是乳酸等显著蓄积，会使运动后非运动组织运动期间收缩的血管进一步产生继发性舒张，在其他条件不变的情况下，会增加非运动组织血流，使得已经偏离正常范围的血压明显降低，从而解释运动康复治疗高血压的机制。

13.2　高血糖

糖尿病发生的机制主要分为胰岛素分泌不足和胰岛素抵抗及胰高血糖素异常。但是其本质核心还是人体某个或某些器官组织细胞（各个细胞之间的局部不平衡和局部与整体分配不均）的糖类物质需供关系长期处于"缺"为特征的需供不平衡状态所致。胰岛素分泌不足可能与遗传、外伤等有关；胰岛素抵抗，主要指各种因素导致胰岛素促进葡萄糖摄取和利用下降；胰高血糖素异常也能引起血糖异常；当然，肝脏和肌肉功能异常，肝脏转化功能及肝糖原和肌糖原合成存储与利用的异常也必然影响血糖水平。

（1）葡萄糖摄取下降。机体代谢过程中，若局部细胞出现葡萄糖摄取下降，机体为了满足自身代谢和功能维持的需要，通过内分泌系统调节机制，提高血液中血糖水平；并提高循环系统增加局部血流，以保证机体基本代谢。

（2）葡萄糖利用率下降。机体在代谢过程中，局部细胞受到感染、外伤或细胞毒性物质侵害时，导致细胞对葡萄糖利用率下降，但机体对葡萄糖的吸收无减少，使得血液循环中的葡萄糖不断累积，因局部组织或器官血糖摄取不足，抑制胰岛素分泌，导致血糖水平升高。

（3）局部供血不足。患者机体局部供血不足，在机体血糖正常情况下，导致机体局部能量供应不足，机体代偿性反应导致机体胰高血糖素等升糖激素分泌增多，最终导致机体整体血糖水平升高。

13.3 高血脂

高脂血症主要由人体脂质代谢紊乱导致，但是其本质核心还是人体某个或某些器官组织细胞（各个细胞之间的局部不平衡和／或局部与整体分配不均）的脂质需供关系长期处于"缺"为特征的需供不平衡所致。主要机制为两个方面。

（1）摄入增加。高总胆固醇、高糖、高碳水化合物、高饱和脂肪酸摄入增加，可促进胆固醇合成，使肝脏胆固醇含量增加、低密度脂蛋白（low density lipoprotein，LDL）受体合成减少，降低细胞表面 LDL 受体活性，降低 LDL 与 LDL 受体的亲和性，从而使血胆固醇升高。

（2）利用减少。肥胖、年龄等因素会使 LDL 生成增加，抑制 LDL 受体的合成，进而增加血中胆固醇水平。同时运动量少可减少脂质消耗，也是其中一个因素。

13.4 癌症、肿瘤

长期以来，癌症的阴影笼罩着人类，人们将癌症当成死亡的代名词。随着科技的发展和抗癌斗争的深入，人们逐渐认识到癌症不等于绝症。2007 年 WHO 已明确把癌症列为慢病，提出只要加强预防、及早发现、合理治疗，癌症患者是可以长期存活的。而笔者早在 20 年前就以整体论观点分析其发病机制主要为与其他慢病的本质一样，是局部组织的血供、氧供、某种热量物质或营养物质供应与需求之间的不平衡（不足，即"缺"）所致。局部细胞因长期以"缺"为特征的需供不平衡，长此以往，为了存活下去，局部细胞必然要向侵略性、侵犯性倾向转化，导致异常过度的生长、增殖、低分化直至基因突变，逐渐演变为低分化细胞甚至癌症细胞；同时机体为增加局部血供，局部血管增生；在血液供应逐渐丰富的基础上，癌症细胞生长过度成倍数增加。通俗地讲，就是肿瘤和癌症的发生是正常细胞因长期"缺"产生代偿，从而变成具有侵犯性特征的细胞的过程。

14. 个体化精准运动整体方案能够有效管控慢病异常指标的机制解释

人是不可分割的有机整体，生命调控只存在于整体人。正常人的呼吸是生命活动的表征，循环是呼吸存在的基础，细胞代谢是呼吸循环消化存在的前提。如果没有细胞代谢，就不需要呼吸，不需要心跳，也不需要消化吸收。人体以呼吸、血液循环、消化吸收、细胞代谢为主轴形成了神经体液整体调控。大家在神经体液一体化整体调控下，所有系统相互配合，共同完成共同参与的动态趋向于平衡，但永远不能达到真正平衡的一种状态。

（1）呼吸循环代谢一体化调控在运动期间的体现。系统生理学里谈及代谢，很少有讨论同时发生的呼吸循环等所有系统一体化的变化。实际上人在做运动时心和肺都在做功，关于血流，心内科很喜欢用心排量的概念。静息状态下，心排量的血流在每分钟输出 5 ～ 6 L 情况下，肌肉的血流灌注分配比例与各个系统相比仅占 20%。循环系统生理学研究普遍认为整体血流分配和再分布都以交感儿茶酚胺的神经内分泌调控为核心，但笔者认为代谢才是核心。因为人体在极度运动状态下，心排量增加了 3 ～ 5 倍时，各个系统血流灌注分配的比例中最显眼的是运动的骨骼肌，血流灌注占全部心排量的近 90%，以心脏和呼吸肌为核心的是保持不变或略有增加，而其他所有非运动组织的血流分配比例较静息状态的数值显著降低，甚至可能短时间内几乎接近 0。确实这些血流降低的系统器官和组织血流调控机制主要就是交感儿茶酚胺产生的血管收缩所致，不运动的肌肉组织也是如此。以蹬车为例，运动中为什么运动肌肉的血液中儿茶酚胺骤增时腿部肌肉血流反而显著地增加了呢？是由于蹬车要克服阻力，而克服阻力需要能量；因为所有的能量都是 O_2 和能量物质在线粒体起氧化反应产生热量这种细胞代谢过程所致。代谢影响产生了局部 O_2 的降低、能量物质的降低、热量的产生、代谢产物的产生等，随着进一步发生更为复杂的生理、物理和化学相关的一系列反应。局部组织 O_2 代谢平衡状态的改变，O_2 代谢平衡的需供之间不平衡，或平衡的失调就改变了各种复杂的生理、物理和化学相关反应，改变了一氧化氮、一氧化硫和一氧化碳等的局部、血液及全身的浓度与分布，所以说是局部代谢决定了血流灌注再分布是核心因素。

因此我们要重视整合医学，呼吸调控时外周化学感受器、上传（传入）神经、中枢整合、整合中枢表面的中枢化学感受器、下传（传出）神经（膈神经和肋间神经）神经肌肉接头、膈肌和肋间肌之间组成调控环路。笔者认为近 400 年来呼吸生理学家没有研究出人体呼吸调控的真正机制，因为呼吸调控环路不是一个完整的环（只是一个没有闭合的环）。讨论呼吸调控需要一个闭合环路，至少得把肺毛细血管后的肺静脉、左心房、左心室和主动脉弓到颈动脉这一块解剖结构的循环部分放进去，才能形成一个完整的调控环路。

要维持生命表征——呼吸的调控，血液循环这个部分解剖结构（肺静脉、左心房、左心室、主动脉和颈动脉部分）直接参与其中是必要的。笔者曾经做过一项自然科学基金的心肺脑复苏研究项目，为完成杂种犬不直接干扰呼吸系统的呼吸停止模型，最直接就是把左心室后主动脉起始处夹闭，马上停止了下一次呼吸；为完成不直接干扰循环系统的心跳停止模型，最简单的就是把接呼吸机气管导管夹闭，2～5 分钟就心跳停止了。循环呼吸是一体的，就这么简单。左心室收缩搏出的、到主动脉弓的血液是不是带有高浓度 O_2 呢？是不是高浓度 CO_2 呢？高氧和高能量物质的动脉血到了细胞是不是要进入线粒体产生代谢，从而实现氧化能量物质，产生热量和代谢产物呢？所有人的人生过程都是以基础代谢状态为基础、增加代谢的劳动和运动状态与降低代谢的睡眠状态连续动态地变化和转化着。所以也可以用阴阳的概念来看这种变化与转化，一会儿从运动到静息，一会儿从静息转到睡眠，一会儿从睡眠转到觉醒，这个阴阳变化，可用细胞代谢变化来描述。当然细胞代谢之所以可以与呼吸和消化吸收联结到一起，就是必须要血液循环在中间起"链"的作用。这也是人体功能有机不可分割在整体整合生理学医学中的具体体现。所有个体化精准运动为核心的整体方案特别强调动与静相互配合的有机结合，才是我们能够充分发挥人体自身的自组织、自调整和自愈合等能力的结果。

经过体循环细胞毛细血管静脉回来的血氧必然是低的，要到肺脏装载 O_2；必然能量物质也是低的。过一段时间，感受到能量物质减少太多，就是饿了，所以要吃饭。一天三餐、五餐、八餐都是自己养成的习惯，习惯是怎么样你就怎么样，顺其自然就好了。如果慢病的血压、血糖、血脂等以高为特征的异常，主要是"缺"为核心的全身整体上，或者至少是部分组织需供不平衡的"缺"，无论 O_2 还是能量物质、营养物质和身体构建所有需要的物质都是经过循环血液来实现运输的，治疗原则首先应该"补缺"，因此遵循道法自然的法则，对各种天然蔬菜、水果、纤维素及各种天然主副食品需要足量，甚至相对过量供应，对于已长期过量的能量物质储存，我们通过个体化精准运动来消耗能量、同时消耗的能量使得身体细胞的功能代谢、物质获取、产物转运和消除等各方面功能均有所提高和改善，也有利于慢性非传染性疾病患者的痊愈和健康正常人功能状态的提高与有效维持。

（2）人体功能活动的时间和空间观念的通俗解释。按时作息，人是符合自然规律的。从时间角度分析为什么说动态平衡，却又永远不能是真正平衡呢？有人会说动态平衡很平衡；笔者却认为动态平衡不是真平衡。分析一下人的呼吸与心跳的动态平衡活动：肺要么在吸气，要么在呼气，当然也可以短时间屏气或过度通气（这是大脑皮层的主动意识可以控制的），屏气时血氧一直往下走，而过度通气时体内血氧就逐渐向上升。心跳呢？同样不同时间时，心脏要么在舒张，要么在收缩，心脏舒张导致其压力下降，而收缩产生了压力的上升，也是这样的。不同部位空间的概念。不同部位体现在哪里？比如说不同部位的压力，在循环系统中的左心室，一会儿收缩产生循环系统的最高血压，一会儿舒张产生循环系统的最低血压，舒张期甚至一过性负压，在收缩期超过了主动脉的压力；在血管系统主动脉、大动脉、各级分支动脉、毛细血管前动脉、毛细血管及后面各级静脉的压力逐渐降低，但是也都随着心动周期的时间呈现血压的上升与下降。生命的调控需要从时间和空间相结合动态变化与动态平衡进行理解，正确的生理学理念有了，这就是"整体整合生理学医学"新理论体系的核心理念。理解了这个新理论的理念，就能解释疾病的病理生理了。什么叫整体整合病理生理和整体整合医学呢？就是解释疾病发生、发展、转归、防治和康复机制和规律，特别是以慢病为核心的长期多方面生活不良习惯为主导所致的疾病，理解了整体整合的病理生理学概念，就根据时间和空间找出正确方式来进行安全有效的预防和纠正。

笔者过去几十年诊治工作中，全是由护士、技师和学生协助处理，他们是完全按照笔者的理念执行。对整体方案执行不正确、不彻底的反而是某些长期按照单病专业指南与专家共识为依据行医治病的各科临床专家们，特别是对患有多种疾病的患者进行个体化精准运动为核心的整体方案管理过程中，必然要对笔者正确的整体时空管理理念进行"修正"，这恰恰就是所谓的"犯了修正主义的错误"。

（3）关于医护、医技和医工等整合和整合医护联盟。临床医学只有在整体整合生理学医学理念下才能落实临床医学的整合，医学整合是医师和护士、药师、技师与工程师等共同努力而实现的；所以笔者非常支持樊代明院士担任主席的医护整合联盟相关工作。笔者认为现代西方医学最大的问题是在还原论和简化论潮流下，接受"系统论、器官论、疾病论"教育的医学生和各个专业临床医师，特别是专家们，只按照各个单病指南来诊断治疗疾病，但其基础是"错误"（至少是片面）的"系统生理学"而非整体整合生理学；而护士、技师等的主要工作是"服务"，服务的对象是人，在一定程度上比医师们更加关注人文和整体理念。临床医学实践中医师和护士、技师等之间不能分割，只有大力推动整体整合的医护结合，才能在整体整合生理学理论体系指导下实施整体整合医学，以最优化、最有效的措施管控慢病患者的各种异常指标，使得异常指标转归正常基础上再减药停药后没有反弹，才能真正实现健康回归。

15. 整体整合生理学医学理论体系学术成果

自 2012 年底笔者团队在北京举办首届整体整合生理学医学高峰论坛，宣告新理论创立。每年中国心脏大会设高峰论坛报道该体系研究的进展，受到来自美洲、欧洲、澳洲、非洲及亚洲的日本、韩国、中国港澳台地区等全球生理学、心血管、呼吸、代谢、肿瘤、老年、康复和病理生理学等专业 90 余位顶级专家的认同。除中国医学科学院和协和医学院本校以外，还在重庆医科大学、南京中医药大学、广东药科大学等校开设新理论的教学课程，培养在校医学生。

2015—2018 年笔者团队承担了国家自然基金课题"探索左心衰竭陈—施呼吸机制"的研究，于 2017 年设计功能上高度真实仿生的心脏功能模拟设备——机械（气压、液压及压力监测）系列装置，获 4 项发明和 5 项专利。其可模拟心脏功能指标（每搏量、射血分数、收缩末容积、舒张末容积和心率）定量变化，提示在呼吸调控指标－血气信号的影响及呼吸调控中不可忽略心脏核心作用。在新理论指导下，2020 年初新冠疫情期间又完成了 18 项专利和计算机软件著作权的申报工作。

整体整合生理学医学新理论体系指导慢病有效诊疗

16. 个体化的人体整体功能的客观定量评估技术——CPET

16.1 CPET 简介

CPET 是一种可以使研究者同时观察患者在解剖基础上分隔的呼吸系统、心血管系统和细胞代谢系统，对同一种运动应激反应情况的临床试验。因为呼吸道的气体交换与循环和细胞代谢相关联，可以同时反映心排量、肺血流及外周 O_2 的摄取，所以同时监测呼吸循环与细胞代谢是可行的。心脏联合循环系统与肺部的气体交换（O_2 和 CO_2）及肌肉内呼吸等相匹配。在给定负荷的运动中，心血管系统输送 O_2 情况可以用肺部的气体交换来描述。CPET 在监测气体交换的同时，也监测心电图、心率和血压等。

这些心血管指标的监测与气体交换的监测相互关联，而这种关系使得非气体交换的指标的监测更有意义。

16.2 运动中的生理功能变化

运动时的气体交换应当从细胞内呼吸、心血管系统、呼吸系统及其耦联的角度进行考虑。不仅细胞内呼吸的强度会影响外呼吸，而且运动功率高于机体无氧阈（anaerobic threshold，AT）时运动也会对通气反应产生较大影响。功率高于 AT 的运动将引起 CO_2 及 $[H^+]$ 升高，其均可作为通气驱动力而对运动通气反应产生较大影响。气体交换动力学会出现较大改变，同时运动持续时间缩短。

外周血流分布依赖于运动功率的大小及体液因子，其可优化血氧流速与代谢率的关系。通常，心输出量与 $\dot{V}O_2$ 呈线性关系。在局部调控机制作用下，均一的肌肉血流量与 $\dot{V}O_2$ 比值维持相对低的斜率，大约为 6：1（即大约每 6 L 血流提供 1 L 的 O_2），从而使得最大运动强度时，肌肉毛细血管的氧分压足以使毛细血管中 75% 的 O_2 被肌肉摄取。

运动期间，分钟通气量根据从血液中释放到肺的 CO_2（包括能量底物的有氧氧化及 HCO_3^- 缓冲乳酸时生成的 CO_2）的变化率而调节改变。此外，$[H^+]$ 可刺激颈动脉体，提供进一步的通气驱动。运动时的通气还受生理无效腔通气的程度和 $PaCO_2$ 被调定水平的调节和控制。运动期间尽管 $\dot{V}O_2$ 升高，但 $PaCO_2$ 维持相对恒定。

16.3 CPET 的准备与实施

（1）实验室总体环境。实验室应配有空调，并调节到适当的温度和湿度。实验室应该使患者感到舒适，而且不能使患者被管道、线路或贴有散乱纸张的公告牌所干扰。如果要抽血，注射器应该放在适当的地方以方便拿取。进入实验室的人数要加以限制，只允许操作试验和保证患者安全的必需人员进入。最后，额外的声音应该被控制到最低。柔和的背景音乐有助于抵制噪音，但不能干扰检查者和技师之间的谈话。总之，要使患者获得最大的信心并完成测定，一个既令人愉快而又具专业水准的环境是必需的。

（2）气体分析仪。进行气体交换测量时，很多装置可以测定呼出的 O_2 和 CO_2 浓度。质谱仪利用电子束将气体样本转变为带正电的离子，在接近真空的状态下，这些离子被电场加速后进入磁场受磁场支配。离子在磁场内的方向取决于其质量/电荷比值。探测仪的输出电压与单位时间碰撞收集器的离子数目成正比，可测出不同的离子所代表的不同的气体。因为总电压取决于各个离子探测仪的分电压总和，任何一种气体如果没有相应的探测仪就不能影响总电压。就呼吸质谱仪而言，O_2、CO_2 和 N_2 探测仪经常被应用；一般没有水蒸气、氩气或其他空气中含量微小的惰性气体的探测仪。因此，无论原始气体样本中是否含水蒸气，质谱仪测定的 O_2、CO_2 和 N_2 浓度与干燥气体相关，所以人体呼出的气体需要先进行干燥处理，方可测定。

（3）功率自行车。功率自行车可精确计算功率，下肢功率自行车运动可坐着或躺着进行。患者取直立坐位时，座位高度应该调整。患者坐位，脚踩踏板转到最低点时，腿处于将近完全伸直状态。在受试者的记录单中记录座位高度是非常有用的，以便将来试验时采用同一高度。告诉受试者应该穿适于这种脚踏的运动鞋。是否使用脚踏绊口应视情况而定。由于受试者需要相对恒定速率的功率自行车，所以需用节拍器或速度计协助患者运动。

（4）质控、定标、校准和维护。流量计的校准对于保证该装置在测试状态下测定的精准性和可重复是非常必要且必须的。通常将 1 ～ 4 L（最常用 3 L）的大容量流量筒作为定标流量装置，不仅需要使用普通速度，还需要使用非常慢和非常快的速度传输标定已知容量的吸入气和呼出气。如果流量数据进一步经模拟或数字法处理，其结果视这些仪器的反应特点和计算方法而定。流量和容量的精确性也可以用定标后的泵定标仪来测定。

气体分析仪必须在所需值（呼气—吸气）范围内测定其精确性和线性。这可以通过分析已知浓度的 O_2 和 CO_2 来进行。另一方面，O_2 和 CO_2 浓度可从气体供应商处得到可靠的数据。如果分析仪线性关系已经建立，可作两点法定标。室内空气通常作为一个定标点，假定 O_2 浓度为 20.93%，CO_2 浓度为 0.04%。另一种定标气体大约含 15.00% 的 O_2，5.00% 的 CO_2 和平衡气体 N_2（浓度实际值已知），这种气体用作第 2 定标点，因为这些浓度接近预期呼出气体浓度。

（5）代谢模拟器（第三方设备）定标。该仪器使用精准流量计，向模拟受试者提供已知浓度的 CO_2（20.93%）及平衡气体 N_2，对受试者进行连续动态测定，记录至少 3 种代谢率状态：基础代谢率

（$\dot{V}O_2$ 为 0.2 ～ 0.5 L/min），中等程度代谢率（0.5 ～ 1 L/min）和相对高代谢率（2 ～ 3 L/min），这 3 种代谢率定标就能满足一般正常人（非运动员）和临床患者检查所需要的测定精准度。对于运动员和宇航员等特殊高代谢功能状态人群，建议根据具体情况加做高代谢率（4 ～ 5 L/min）和极高代谢率（5 ～ 6 L/min），这样才能保证 CPET 全程测定结果的精准性。

可惜目前国内 CPET 实验室除阜外医院，均未常规使用代谢模拟器定标，数据精准可信度有疑。笔者团队在阜外医院的阜外 Harbor-UCLA 国际心肺运动实验室，每天服务患者前进行代谢模拟器定标，任何 CPET 系统和任何指标定标误差 ≥ 10%，则停止该 CPET 系统临床检查服务，修复纠正后再用。

（6）CPET 的实施。CPET 的时间确定后，告知受试者着运动衣；在试验前 2 小时或更长时间按进食清淡饮食；禁烟和咖啡至少 2 小时；试验前签署知情同意书。依据受试者情况，选择个体化的合适功率递增幅度。采集静息、无负荷运动、递增功率运动及恢复期试验数据。在试验过程中，医师和技师应协同观察患者的面部表情、检查血压和心电图的异常改变及是否存在心律失常，检查口鼻有无漏气，观察患者窘迫征象，鼓励患者尽其最大努力，但当患者认为其必须停止时，则要及时终止试验。如果患者表情痛苦，或收缩压或平均血压下降大于 10 ～ 20 mmHg，或出现明显的心律失常，或 ST 段压低 3 mm 或更多，则需去掉功率自行车阻力。如果患者不能维持功率自行车速度 40 rpm 以上也应考虑终止运动。

（7）CPET 极限运动整体功能评估客观定量的实验证据——MAX 试验 [见 16.4（2）]。

16.4　CPET 临床数据分析原则

用 CPET 的 10 秒平均数据，选择最重要的 21 个核心指标，按新 9 图进行直观的判读。此外，将 CO_2 排出量（carbon dioxide output，$\dot{V}CO_2$）对 $\dot{V}O_2$，以等长的标尺放大到整页图，使用 V- 斜率法进行 AT 测定，如利用 45° 线或三角板进行 AT 值的直观测定。

依据 CPET 收集信息的 10 秒平均值，选择主要指标列表以供数据查阅。此外，还可将不同状态下（如静息、热身、AT、极限运动和恢复期 2 分钟等）各主要指标的平均值归纳为测定指标功能状态列表。

（1）数据分析基本原则

原始呼吸数据的逐秒（s-by-s）切割：首先将每次呼吸（breath-by-breath）原始数据进行每秒数据切割，然后再进行任何所需要的单位时间平均值计算，这样可使数据更加精准。

不同目的、不同状态下的数据需要进行不同时间周期的平均值计算原则：不同临床目的及在不同生理状态下所测得的数据，其处理原则也不尽相同。从优化临床诊疗应用的角度考虑，各主要指标：①静息状态值平均最后 120 秒的数据；②热身状态值平均最后 30 秒的数据；③最大极限运动状态值平均最后 30 秒的数据；④在 AT 状态时的 $\dot{V}O_2$ 值则基本上以 10 秒值为准；⑤无氧阈时潮气末二氧化碳分压（end tidal carbon cpartial pressure dioxide @AT，$PETCO_2@AT$）和 $\dot{V}_E/\dot{V}CO_2@AT$ 则平均 AT 及之后的 60 秒的数据，即 AT 点及之后 50 秒数据的平均值；⑥ $PETO_2@AT$ 和

$\dot{V}_E/\dot{V}O_2@AT$（或 $\dot{V}O_2/\dot{V}_E@AT$）则平均 AT 及之前 60 秒的数据，即 AT 点及之前 50 秒数据的平均值；⑦ $\dot{V}_E/\dot{V}CO_2$ 最低值是选 90 秒移动平均值的最小数值；⑧摄氧通气效率峰值平台（oxygen uptake efficiencyplateau，OUEP），即 $\dot{V}O_2/VE$ 最大值，也是选 90 秒移动平均值的最大数值；⑨ $\dot{V}_E/\dot{V}CO_2$ 的斜率，选择从运动开始至通气代偿点数据，通过（Y=a+bx）线性回归分析得出（b），但应当特别注意截距（a）的大小及其可能对 b 的影响；⑩恢复期数值，多以恢复开始 2 分钟时的 10 秒值表示。

（2）MAX 试验。患者完成 CPET 的过程中，若运动中心率及血压上升不显著或呼吸交换率（respiratory exchange ratio，RER）< 1.10，为排除患者没有尽最大努力导致 CPET 指标偏低，影响对患者心肺功能整体功能状态的评估，需在完成 CPET 恢复 5 分钟左右后行 MAX 试验，即给予 130% 峰值功率的恒定功率使其运动至不能运动的极限状态，计算分析 CPET 的核心指标峰值心率和峰值 $\dot{V}O_2$ 与 MAX 试验产生的最大心率、最大 $\dot{V}O_2$ 之间差值和百分比差值情况来验证 CPET 是否为极限运动（初步以两者的误差小于 10% 用来判断是否为极限运动 CPET，以评估 CPET 的测定结果是否可以参考使用）。

（3）由于国人 CPET 的正常值范围尚无较合适的参考文献，希望临床医师共同努力，尽早建立中国人 CPET 指标的正常值范围和预计值计算公式。心肺代谢各主要功能指标与个体的年龄、性别、身高、体质量及运动方式等有着显著关联，为正常值预算提供了可靠的理论根据。笔者认为 Harbor-UCLA 以办公室工作人员和海港码头工人（非重体力劳动者）为受试人群得出的预计值计算公式，比较适合于临床疾病诊断和功能整体评估。近年来，热点指标 OUEP、$\dot{V}_E/\dot{V}CO_2$ 最低值、$\dot{V}_E/\dot{V}CO_2$@AT 值（AT 时的 $\dot{V}_E/\dot{V}CO_2$ 的值）及 $\dot{V}_E/\dot{V}CO_2$ 的斜率的预计值公式，更利于临床疾病严重程度和功能状态的评估。

16.5 CPET 临床报告的基本要求

CPET 完成后，一般建议 72 小时（有条件可在 2 小时）内做出临床报告。报告内容主要包括下述 6 部分。

（1）患者病史资料及相关信息。

（2）对做 CPET 前的静态肺功能、静态＋运动心电图和血压变化分别进行描述分析。

（3）CPET 测试系统装置和测试方案的描述。

（4）首先描述患者在整个 CPET 检测期间的反应要对心肺运动是否达到最大极限运动状态和患者努力程度进行描述，患者不能继续运动（停止运动）的主要、次要原因是什么？如果医师从安全因素考虑停止运动，要特别注明。

（5）传统核心指标的描述。应描述最大 $\dot{V}O_2$ 和 AT 的测定值、每千克体重值和百分预计值（%pred）；CO_2 通气有效性（$\dot{V}_E/\dot{V}CO_2$，最低值与斜率）和 OUEP 的测定值和百分预计值；最大氧脉搏的测定值和百分预计值等，以便做客观、定量的整体功能评估。

（6）最后给予整体系统受限的结论。如果能判明患者运动受限主要是何（心、肺、代谢等）系统疾病所致，可以提出建议。

16.6 评估心肺整体功能状态变化

（1）整体功能受限的粗略分度、功能学评估及整体病理生理学分析。根据峰值 $\dot{V}O_2$、AT、峰值心排量，峰值氧脉搏，峰值心排量等指标判断受试者的整体功能状态（> 80% 为基本正常，66% ~ 80% 为轻度受限，51% ~ 65% 为中度受限，36% ~ 50% 为重度受限，≤ 35% 为极重度受限）

（2）摄氧通气有效性（$\dot{V}O_2/\dot{V}_E$ 或其反相比值）。根据 OUEP 的百分预计值范围 ≥ 85% 为基本正常，越高越好，84% 及以下宜考虑为受限，体现了人体可能动用各种代偿机制以保证 O_2 供应这个核心。

（3）二氧化碳排出通气有效性（$\dot{V}_E/\dot{V}CO_2$ slope）。根据 lowest $\dot{V}_E/\dot{V}CO_2$，$\dot{V}_E/\dot{V}CO_2$@AT，$\dot{V}_E/\dot{V}CO_2$ slope 这 2 个指标百分预计值范围在 80% ~ 120% 基本正常，越低越好。一般当 ≥ 120% 时为有效性受限，主要反映人体在保证氧供的基础上呼吸代偿可能。

（4）运动心电图及心血管反应。先判断静息状态下心率血压是否正常，静息心率低于 60 次 / 分考虑心率偏慢，高于 80 次 / 分考虑心率偏快。静息血压低于 90/60 mmHg，考虑血压偏低；血压高于 140/90 mmHg，考虑血压高；而 ≥ 130/80 mmHg 应视为血压偏高。运动中峰值心率患者低于该个体的预计心率（220 − 年龄）考虑心率反应较弱。运动中的血压应该随负荷的增加逐渐上升。心电图要关注运动过程中是否有 ST 段发生改变。

（5）运动呼吸及流速容量环反应。静息状态下潮气量应在 500 mL 左右，呼吸频率在 12 ～ 18 次 / 分，分钟通气量在 6 ～ 9 L/ 分，根据潮气量、呼吸频率和分钟通气量是否偏离正常范围，判断受试者静息过程中是否存在过度通气。运动过程中的最大潮气量应该小于静息肺功能的深吸气量，如果接近深吸气量则怀疑受试者存在限制性通气功能受限表现。运动过程中呼吸储备 [肺最大通气量（maximum voluntary ventilation，MVV） － 最大运动分钟通气量（minute ventilation，$\dot{V}_E$）] 如果低于 MVV 的 10%，则怀疑存在阻塞性通气功能受限表现。

16.7　静态肺功能

肺容量主要指标 [用力肺活量（forced vital capacity，FVC）、缓慢肺活量（slow vital capacity，SVC）]、MVV、肺一氧化碳弥散功能（diffusing capacity of the lung for carbon monoxide，D_LCO）和大气道主要指标为 $FEV_1/FVC\%$、FEV_1 等，简单原则上以 %pred 区分受限程度时，基本通则也可以参考：正常 ≥ 80%；轻度受限 65% ～ 80%；中度受限 50% ～ 65%；重度受限 < 50%；35% 以下极重度受限。小气道指标：FEV_3/FVC 变异性非常小，95% 可信区间下限是 96%，即正常值应该 ≥ 96%；而 FEF 25% ～ 75%，MEF 25%，MEF 50% 和 MEF 75% 相关指标变异性太大，在 50 岁年龄时 95% 可信区间下限是 20% 左右，即正常值应该可以 < 20%。所以小气道受限主要分析 FEV_3/FVC 是否 < 96%；再结合 FEF 25% ～ 75%，MEF 25%，MEF 50% 和 MEF 75% 相关指标，其任意两个指标 < 65%，即可给出结论。

16.8 正常人及不同类型的心肺慢病的 CPET 表现

（1）正常人完成 CPET 的数据分析。受试者李 ×× ，男，31 岁。经常进行体育锻炼，每周训练几次，既往体健，无任何疾病诊断。CPET 数据 9 图如图 2 所示。该受试者 CPET 数据显示基本正常的

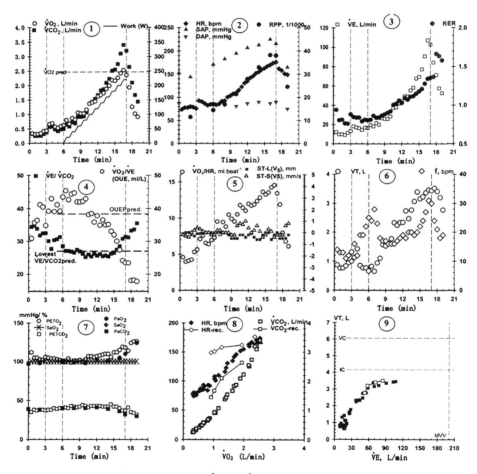

注：1. ①～⑦时间作为 X 轴，① $\dot{V}O_2$、$\dot{V}CO_2$ 和功率；②心率、收缩压、舒张压、RPP；③ $\dot{V}_E$ 和 RER；④ $\dot{V}_E/\dot{V}CO_2$ 和 OUE（$\dot{V}O_2/\dot{V}_E$）；⑤ $\dot{V}O_2/HR$、ST-L 和 ST-S；⑥ VT 和 f；⑦ $PETO_2$、$PETCO_2$ 和 SpO_2 的 19 个无创性指标，以 PaO_2、$PaCO_2$ 和 SaO_2 的 3 个有创指标作为 Y 轴，3 条竖直红色虚线从左到

右依次是静息、热身、递增功率运动、恢复期的分割线。①和④水平虚线分别代表 $\dot{V}O_2$ 预计值（红色），OUEP 预计值（红色）和 Lowest $\dot{V}_E/\dot{V}CO_2$ 预计值（蓝色）。⑧用 $\dot{V}O_2$ 作为 X 轴，HR 和 $\dot{V}CO_2$ 作为 Y 轴，"+"表示心率预计值和摄氧量预计值的交点。⑨用 VE 作为 X 轴，VT 作为 Y 轴，竖直红色虚线代表 MVV 值，水平红色虚线分别代表 IC、VC 值。

2. $\dot{V}O_2$：摄氧量；$\dot{V}CO_2$：CO_2 排出量；Work：功率；HR：心率；DBP：舒张压；SBP：收缩压；RPP：心率与收缩压乘积；$\dot{V}_E$：分钟通气量；RER：呼吸交换率；$\dot{V}_E/\dot{V}CO_2$：CO_2 通气有效性；Lowest $\dot{V}_E/\dot{V}CO_2$：CO_2 排出通气效率平均 90 秒最低值；OUEP：摄氧效率峰值平台；$\dot{V}O_2/HR$：氧脉搏；VT：潮气量；f：呼吸频率；$PETO_2$：潮气末氧分压；$PETCO_2$：潮气末 CO_2 分压；SpO_2：无创血氧饱和度；IC：深吸气量；VC：肺活量；MVV：最大分钟通气量。

3. 下同。

图 2　正常人完成 CPET 的数据 9 图［修改自《中国应用生理学杂志》，2015，31（4）：369-373 和附页 XV］（见彩插 2）

心肺运动整体功能状态，但是鉴于无既往 CPET 客观定量检查，无法判断受试者功能变化情况。$\dot{V}O_2/\dot{V}_E$ 及 $\dot{V}_E/\dot{V}CO_2$ slope 基本正常。静息状态下心率正常，血压偏高（150/90 mmHg），运动中心率血压反应基本正常，无明显 ST-T 改变趋势。运动过程中不存在阻塞性或限制性通气功能受限表现。建议定期复查 CPET 以客观定量评估整体功能状态的变化。

（2）左心功能衰竭发生波浪式呼吸患者 CPET 数据分析。患者张 ××，女，48 岁，因"起搏器植入术后 20 年，胸闷 7 年，加重 2 个月"就诊，以"扩张性心脏病，心脏扩大，三度房室传导阻滞，心脏再同步化起搏器植入术后，心功能Ⅲ级"收入院。2016 年 10 月 20 日进行 CPET 检查，数据 9 图如图 3 所示，显示重度心源性整体功能受限（峰值 $\dot{V}O_2$、功率和心排量均为 40%pred）。$\dot{V}O_2$、$\dot{V}CO_2$、$\dot{V}_E$、RER、$\dot{V}_E/\dot{V}CO_2$、$\dot{V}O_2/\dot{V}_E$、氧脉搏、潮气量、呼吸频率、$PETO_2$

及 PETCO₂ 呈典型的波浪式呼吸，提示左心功能不全的病理生理表现。静息状态下心率、血压正常，运动中心率血压反应弱，运动过程中存在 ST-T 抬高趋势。运动过程中不存在阻塞性或限制性通气功能受限表现。建议睡眠呼吸监测，以观察睡眠中呼吸异常情况，指导患者治疗（整体整合生理学认为波浪式呼吸的产生是由于左心室混合室效应和时相错位效应共同调节）。

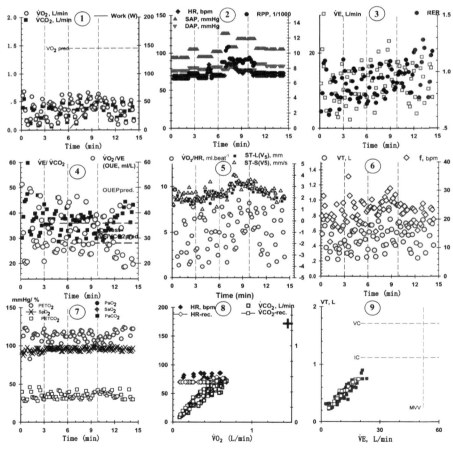

图 3　左心功能衰竭患者 CPET 期间发生典型的波浪式呼吸 CPET 数据 9 图（见彩插 3）

（3）左心功能衰竭无波浪式呼吸患者 CPET 数据分析（图4）。该受试者为左心衰竭患者，同样是诊断为心力衰竭，但与图3不同的是，在进行 CPET 测试的过程中，该患者没有表现出波浪式呼吸（《中国应用生理学杂志》2015年31卷第4期369-373页和附页Ⅺ）。

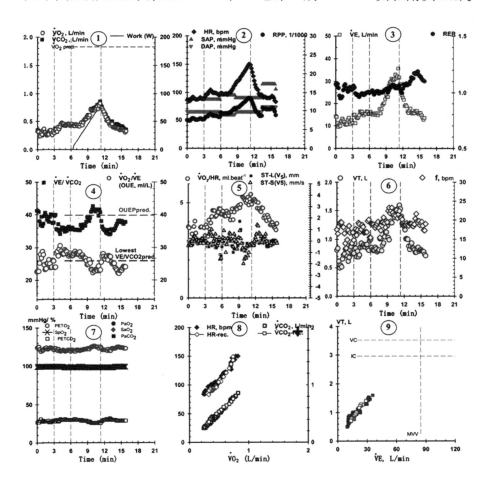

图4　左心功能衰竭无波浪式呼吸患者 CPET 数据9图（见彩插4）

（4）肺动脉高压、右心功能衰竭无右向左分流患者 CPET 数据分析。患者段 ××，女，48 岁，主诉"胸闷心慌 2 年"，以"结缔组织病相关性肺动脉高压，心脏扩大，二尖瓣中度关闭不全，三尖瓣中度关闭不全，心功能 Ⅲ 级（NAHA 分级），心力衰竭"收入院。2018 年 4 月 24 日进行 CPET 检查，CPET 数据 9 图如图 5 所示，显示轻度受限的心肺运动整体功能状态（峰值 $\dot{V}O_2$、心排量、负荷功率及氧脉搏和 AT 为 63% ～ 81%pred）。$\dot{V}O_2/\dot{V}_E$ 偏低，$\dot{V}_E/\dot{V}CO_2$ 受限。静息状态下心率、血压正常，运动中心率血压反应弱，运动过程无明显 ST-T 改变趋势。运动过程中不存在阻塞性或限制性通气功能受限表现。建议定期复查 CPET 以客观定量观察病情变化和功能情况（注：此患者虽有心力衰竭表现，但是无波浪式呼吸表现）。

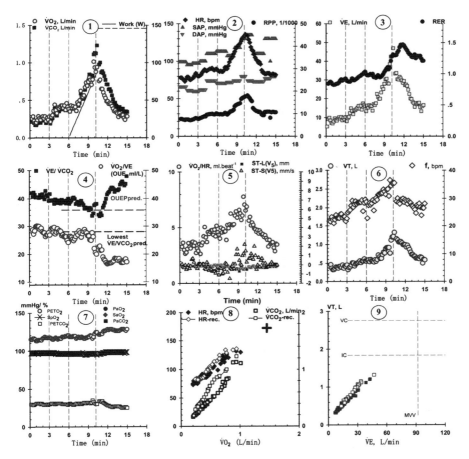

图 5　肺动脉高压、右心功能衰竭无右向左分流患者 CPET 数据 9 图（见彩插 5）

（5）肺动脉高压、右心功能衰竭患者运动中右向左分流的 CPET 数据分析。患者彭××，男，34 岁，已知病情诊断为特发性肺动脉高压、心脏扩大、心功能 III 级。2018 年 3 月 30 日进行 CPET 检查，CPET 数据 9 图如图 6 所示，显示极重度到重度受限的心肺运动功能整体功能状态（峰值 $\dot{V}O_2$、心排量、氧脉搏和负荷功率及 AT 31%～49%pred）。$\dot{V}O_2/\dot{V}_E$、$\dot{V}_E/\dot{V}CO_2$ 明显受限。运动终末 $\dot{V}O_2$ 对应功率斜率变缓，氧脉搏基本不升呈平台状，提示氧需供不平衡。静息期、热身期及运动初期，$\dot{V}O_2$、$\dot{V}_E$、VT、氧脉搏呼吸频率呈波浪式变化，提示左心功能不全的病理生理表现。热身期 $\dot{V}_E/\dot{V}CO_2$ 不降反升，$\dot{V}O_2/\dot{V}_E$ 不升反降，$PETO_2$ 由 115 mmHg 升至 120 mmHg，$PETCO_2$ 由 28 mmHg 降至 26 mmHg，RER 升至 0.88 左右，提示存在显著通气血流不匹配，符合右向左分流病理生理表现。静息状态下心率、血压正常，运动中心率反应弱，血压反应基本正常，运动过程无明显 ST-T 改变趋势。运动过程中不存在阻塞性或限制性通气功能受限表现。建议定期复查 CPET 以客观定量评估病情变化和治疗效果。

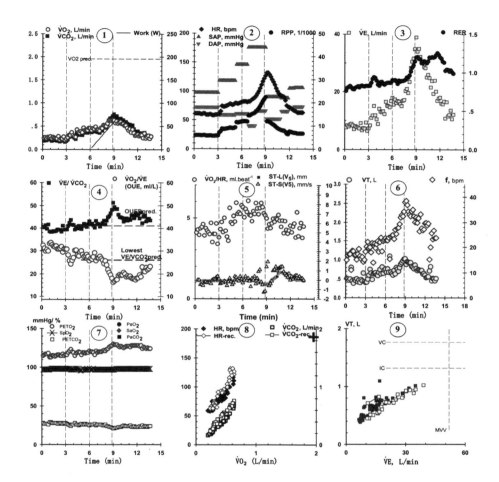

图 6　肺动脉高压、右心功能衰竭患者运动中右向左分流的 CPET 数据 9 图（见彩插 6）

（6）严重左心功能衰竭患者 CPET 期间有波浪式呼吸，极限运动心率、血压和 RER 上升非常有限，患者如何确认 CPET 就是极限运动的客观定量 CPET 数据分析。患者韩 ××，男，59 岁，发作性胸闷、气短 5 年余，加重伴心悸、全身乏力 20 天，由急诊以"扩张型心肌病，心脏扩大，心房颤动，心功能Ⅳ级，高血压 3 级，高脂血症，高尿酸症，肺气肿，慢性支气管炎，移植术前"收入院。2018 年 1 月 22 日进行 CPET 检查，CPET 数据 9 图如图 7 所示，显示重度受限的心肺运动功能整体功能状态（峰值 $\dot{V}O_2$、心排量、氧脉搏、负荷功率 45% ~ 51%pred）。$\dot{V}O_2/\dot{V}_E$ 及 $\dot{V}_E/\dot{V}CO_2$ 均明显受限。整个运动试验阶段 $\dot{V}_E$、氧脉搏、$\dot{V}O_2$、$\dot{V}O_2/\dot{V}_E$ 和呼吸频率等指标出现典型波浪式呼吸，提示左心功能不全病理生理表现。峰值 $\dot{V}O_2$ 为 12 mL · min^{-1} · kg^{-1}，45%pred，峰值 RER 仅为 0.97，休息 5 分钟后给予 130% 功率恒定运动产生的心率最大值比峰值高（2.5%），$\dot{V}O_2$ 最大值比峰值低（- 4%），证明该心肺运动为极限运动，符合心脏移植等待标准。静息状态下心率快，血压正常，运动中心率、血压反应弱，运动过程无明显 ST-T 改变趋势。运动过程中不存在阻塞性或限制性通气功能受限表现。建议定期复查 CPET 以客观定量评估病情变化和治疗效果。

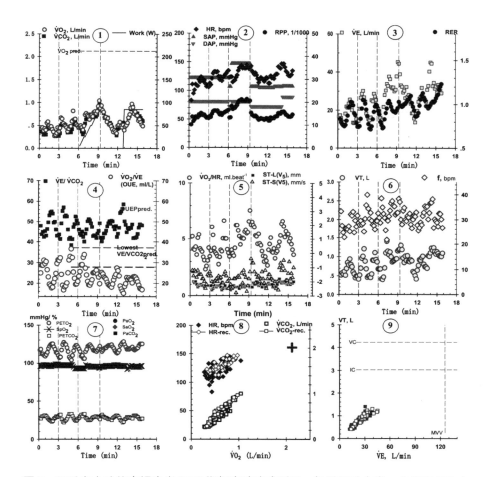

图 7 严重左心功能衰竭患者 CPET 期间有波浪式呼吸，极限运动心率、血压和 RER 上升非常有限患者如何确认 CPET 就是极限运动的客观定量 CPET 数据 9 图（见彩插 7）

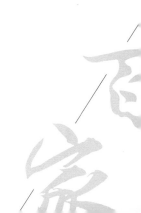

（7）鼓励不足导致 CPET 为非极限运动的客观定量 CPET 数据分析。患者高××，女，63 岁，主诉"前胸部不适 1 月余"，以"冠状动脉粥样硬化心脏病"收入院。2018 年 1 月 22 日行 CPET 检查，CPET 数据 9 图如图 8 所示，显示中度受限的心肺运动整体功能状态（峰值 $\dot{V}O_2$、负荷功率及心排量和 AT 59% ～ 66%pred）。$\dot{V}O_2/\dot{V}_E$ 及 $\dot{V}_E/\dot{V}CO_2$ 基本正常。峰值 RER 仅为 0.92，运动过程中心率及血压上升幅度小，休息 5 分钟后给予 130% 峰值功率恒定运动产生的 $\dot{V}O_2$ 和心率最大值与峰值相差为 13.9% 和 17.3%，证明该 CPET 非极限运动，提示运动到中等强度后，应加强鼓励以避免患者因疲劳而过早停止运动。静息状态下心率、血压正常，运动中心率、血压反应弱，运动过程无明显 ST-T 改变趋势。运动过程中不存在阻塞性或限制性通气功能受限表现。建议定期复查 CPET 以客观定量评估病情变化和功能情况。

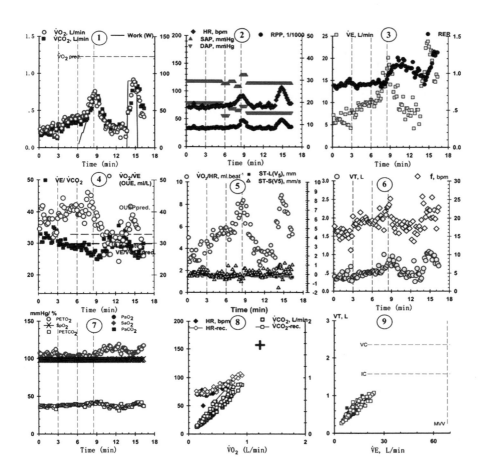

图 8　鼓励不足导致 CPET 为非极限运动的客观定量 CPET 数据 9 图（见彩插 8）

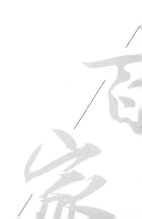

（8）阻塞性通气受限肺源性受限为主合并心源性受限的心肺复杂病变患者 CPET 数据分析。患者李××，女，59 岁，因"活动后憋气 4 年"就诊，以"肺动脉高压，慢性阻塞性肺病，肺源性心脏病，心功能Ⅳ级（NYHA 分级），肺气肿"收入院，2019 年 2 月 15 日行右心导管检查：右心房压（right atrial pressure，RAP）9/8/8 mmHg、肺动脉压（pulmonary arterial pressure，PAP）40/26/32 mmHg、肺动脉楔压（pulmonary arterial wedge pressure，PAWP）10/10/12 mmHg。2019 年 2 月 13 日进行 CPET 检查，CPET 数据 9 图如图 9 所示，显示重度受限（阻塞性通气受限肺源性受限为主合并心源性受限）的心肺运动功能整体功能状态（峰值 $\dot{V}O_2$、心排量、负荷功率、氧脉搏和 AT 45% ～ 57%pred），$\dot{V}O_2/\dot{V}_E$ 及 $\dot{V}_E/\dot{V}CO_2$ 正常，运动终末期 $\dot{V}O_2$ 对应功率斜率递增变缓，氧脉搏上升变缓近似平台，均提示高强度运动状态下氧需供不平衡。静息状态下心率、血压基本正常，运动中心率反应基本正常，血压反应偏弱，运动过程无明显 ST-T 改变趋势。运动过程中存在阻塞性通气功能受限表现。建议定期复查 CPET 以客观定量评估病情变化和治疗效果。

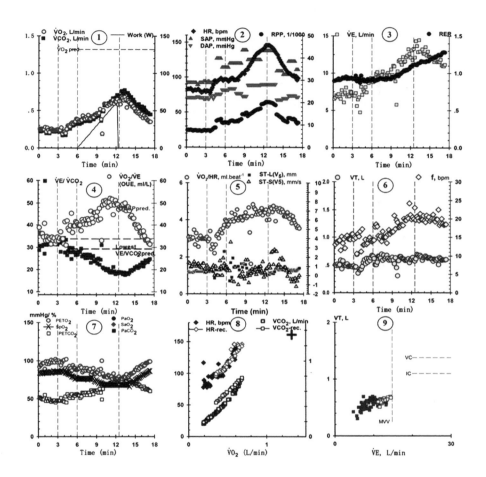

图 9　阻塞性通气受限肺源性受限为主、与心源性受限并存的心肺复杂病变患者 CPET
数据 9 图（见彩插 9）

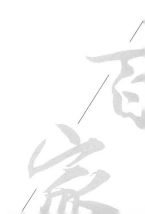

（9）虽并存肺病但是无明显限制性和阻塞性通气受限，以心源性受限为主的心肺复杂病变患者 CPET 数据分析。患者王××，女，61岁，以"肺动脉高压"收治入院。2019 年 1 月 22 日行 CPET 检查，CPET 数据 9 图如图 10 所示，显示重度心源性受限为主的心肺运动功能整体功能状态（峰值 $\dot{V}O_2$、心排量、氧脉搏和 AT 37% ～ 59%pred），$\dot{V}O_2/\dot{V}_E$ 及 $\dot{V}_E/VCO_2$ 基本正常。静息和热身期 $\dot{V}O_2$、$\dot{V}_E$、呼吸频率等指标呈呼吸不稳定现象，倾向于不典型波浪式变化，提示心功能不佳。静息状态下心率快，血压正常，运动中心率、血压反应弱，运动过程无明显 ST-T 改变趋势。运动过程中不存在阻塞性或限制性通气功能受限表现。建议定期复查 CPET 以客观定量评估病情变化和治疗效果。

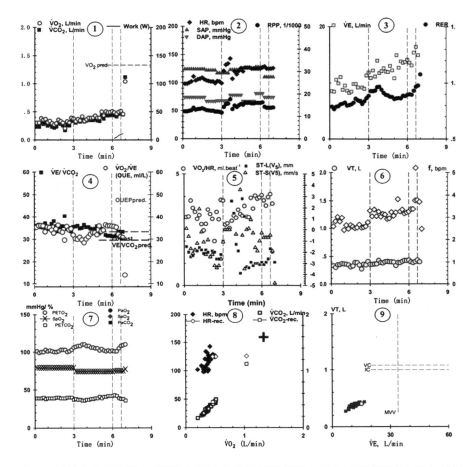

图 10　虽并存肺病但是无明显限制性和阻塞性通气受限，以心源性受限为主的心肺复杂病变患者 CPET 数据 9 图（见彩插 10）

（10）阻塞性通气功能受限肺源性受限为主的心肺复杂病变患者 CPET 数据分析。患者金××，男，69 岁，以"慢性阻塞性肺疾病、肺源性心脏病、心脏扩大"收治入院。2019 年 4 月 2 日行 CPET，CPET 数据 9 图如图 11 所示，显示轻度受限的阻塞性通气受限为主的心肺运动功能整体功能状态（峰值 $\dot{V}O_2$、心排量、负荷功率、氧脉搏和 AT 73% ～ 86%pred）。$\dot{V}O_2/\dot{V}_E$ 正常偏低，$\dot{V}_E/\dot{V}CO_2$ 基本正常。运动终末期 $\dot{V}O_2$ 对应功率斜率递增变缓，氧脉搏上升变缓略呈平台，均提示高强度运动状态下氧需供不平衡。静息状态下心率快、血压正常，运动中心率反应弱、血压反应基本正常。运动过程无明显 ST-T 改变趋势。运动过程中呼吸反应正常，无明显阻塞性或限制性通气受限的表现。建议定期复查 CPET 以客观定量评估病情变化和治疗效果。

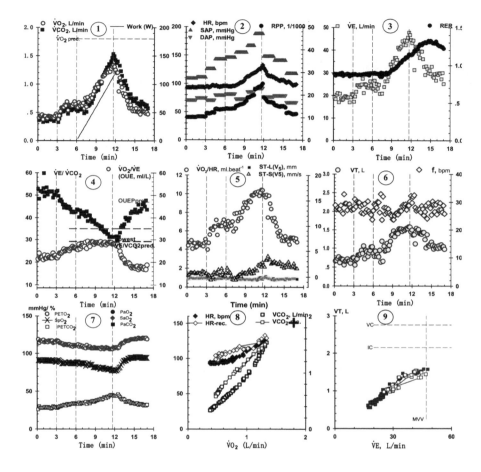

图 11　阻塞性通气功能受限肺源性受限患者 CPET 数据 9 图（见彩插 11）

（11）先天性心脏病、室间隔缺损、继发肺动脉高压患者，表现出波浪式呼吸和右向左分流 CPET 数据分析。患者闫××，女，17 岁，以"先天性心脏病、室间隔缺损、肺动脉高压"收入院。超声示右室前后径 19.4 mm，估测肺动脉收缩压约 87 mmHg。2019 年 3 月 26 日进行 CPET 检查，CPET 数据 9 图如图 12 所示，极重度受限的心肺运动整体功能状态（峰值 $\dot{V}O_2$、心排量、负荷功率、氧脉搏和 AT 26% ~ 40%pred），$\dot{V}O_2/\dot{V}_E$ 及 $\dot{V}_E/\dot{V}CO_2$ 均显著受限且呈通气受限表现。运动开始后，$\dot{V}_E/\dot{V}CO_2$ 在高值跳升后不降反升，$\dot{V}O_2/\dot{V}_E$ 在低值跳降后不升反降，$PETO_2$ 跳升至 121 mmHg 左右的高值，$PETCO_2$ 跳降至 23 mmHg 左右的低值，SpO_2 呈延迟性下降（83% 降至 53%），运动结束后上述指标呈反向变化，考虑存在右向左分流的病理生理表现。运动开始氧脉搏无明显上升，运动终末期 $\dot{V}O_2$ 对应功率斜率递增变缓，均提示高强度运动状态下氧需供不平衡，可能为右向左分流所致。静息及恢复期的 $\dot{V}O_2$、$\dot{V}_E$、呼吸频率等指标呈呼吸不稳定现象，提示左心功能不佳。静息状态下心率快、血压正常，运动中心率、血压反应弱，运动过程中 ST-T 呈下降趋势。运动过程中 $\dot{V}_E$ 达到实测 MVV 呼吸储备为 0，呈现阻塞性通气功能受限表现。建议定期复查 CPET 以客观定量评估病情变化和治疗效果。

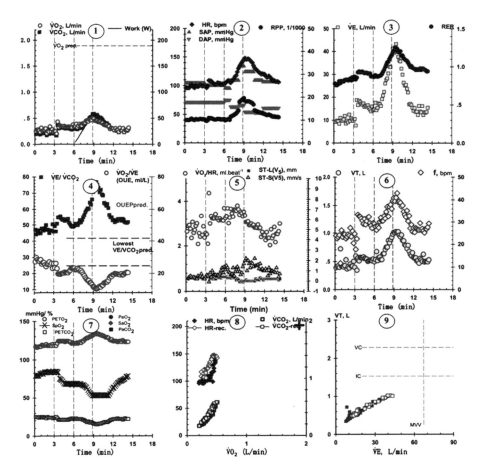

图 12　先天性心脏病室间隔缺损、继发肺动脉高压患者，表现出波浪式呼吸和右向左分流 CPET 数据 9 图（见彩插 12）

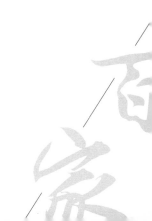

（12）虽并存心肺复杂病变，运动中以阻塞性通气受限为主的患者 CPET 数据分析。患者陈 ××，男，58 岁，诊断为"脑出血后，高血压病，房颤内外射频消融术后，Ⅱ型房扑"。患者自述有支气管炎、哮喘病史。2019 年 4 月 16 日进行 CPET 检查，CPET 数据 9 图如图 13 所示，显示轻度边界性受限的以肺源性受限为主的心肺运动功能整体功能状态（峰值 $\dot{V}O_2$、心排量、负荷功率和 AT 81% ～ 95%pred），$\dot{V}O_2/\dot{V}_E$ 及 $\dot{V}_E/\dot{V}CO_2$ 数值均正常（通气受限所致），$PETO_2$ 运动过程中位于较低水平，运动结束时出现骤降；$PETCO_2$ 运动过程中位于较高水平，运动结束时出现骤升；$\dot{V}_E/\dot{V}CO_2$ 运动过程中一直下降，结束时出现骤降；$\dot{V}O_2/\dot{V}_E$ 运动结束时骤升；运动过程中的峰值 $\dot{V}_E$ 超过 MVV，无呼吸储备，表现为典型的阻塞性通气受限。运动终末氧脉搏上升变缓出现平台，提示高强度运动状态下氧需供不平衡。建议定期复查 CPET 以客观定量评估病情变化和治疗效果。

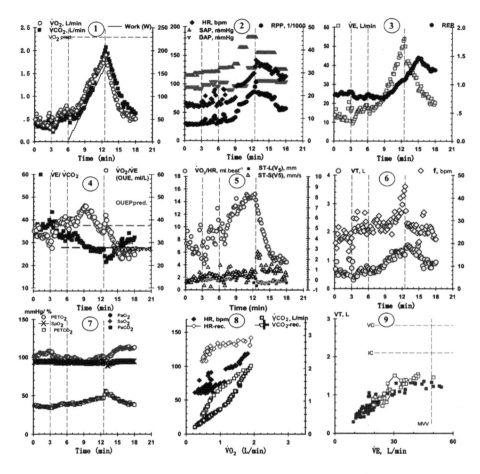

图 13 虽并存心肺复杂病变，运动中以阻塞性通气受限为主的患者 CPET 数据 9 图
（见彩插 13）

16.9　CPET在心脑血管慢病有效诊疗中的应用

整体整合生理学医学新理论体系就是在整体论指导下，在不同内外环境下对医学学科最前沿的理论知识和临床上最有效的应用经验及科学技术进行整合与调整，使之成为更加符合人体健康和疾病防治所需的新的医学体系。CPET能够体现整体整合生理学医学理论体系的核心观念，是目前唯一一种连续、客观、定量、可重复的无创伤全面评估人体整体多系统功能的临床检测技术，是一个重要的人体整体功能学检测方法。在整体整合生理学医学新理论的指导下，合理的CPET可用于定量评估患者整体功能状态、手术麻醉危险性评估、早期诊断心肌缺血和肺动脉高压等，区分左心、右心衰竭，区分心源性、肺源性功能受限，疾病功能受限严重程度客观定量分级，是心脏移植、肺脏移植和心肺联合移植患者选择的唯一定量标准。同时可对心力衰竭、COPD等患者的死亡和存活预后进行精准预测，严密监测某些疾病运动中的高危现象，提出预防措施以减少患者猝死的可能，指导运动康复治疗的处方（心脑血管代谢肿瘤病康复和呼吸疾病康复），评价各种治疗（包括药物、器械与手术）的疗效，确认功能正常与异常，评估人体功能是健康或亚健康状态，以及指导安全有效的健康管理等。

对于CR和慢病糖脂压异常的有效管理方面，可根据CPET结果制定个体化的精准运动功率为核心的整体管理方案，安全有效。个体化精准运动强度的计算、选择与测试滴定：选取AT以上峰值功率以下的 Δ50% 功率运动强度，Δ50% 功率 =（AT功率 – 功率递增速率 ×0.75）/2+（极限运动功率 – 功率递增速率 ×0.75）/2，在此运动强度基础上选择上下各 10 W/min 的运动强度进行测试滴定，根据滴定结果个体化选取最适合这个患者安全而且有效的运动强度。运动频率为采用连续逐搏血压监测、连续心电脉搏波动态变化和连续血糖监测结果相结合，分析患者 1 次 30 分钟的个体化精准强度运动所造成的血压、心律、心率与脉率、脉搏波浪形与波幅升降和降糖效果可以维持几个小时的时间，继而制定患者个体化理论上一天该运动几次的运动频率。在每天进行精准功率自行车运动的同时因地制宜地选择配合不同肌群抗阻训练、弹力带、瑜伽、气功、八段锦等其他辅助运动和被动运动（体外反搏、体外震波、推拿按摩、桑拿及温泉浴等），加上戒烟限酒、精神心理、睡眠和饮食的管理，形成个体化的精准管理整体方案，对心血管慢病患者完成 3 个月的强化管理。

整体整合生理学医学理论认为大部分的心脑血管慢病及高血压、高血糖、高血脂、高体重、高尿酸等的主要原因还是人体各系统间失去动态平衡，特别是以"缺"为核心的需供不平衡和体内不同系统器官组织及细胞的局部与整体上不平衡。把人看作一个有机整体，在整体整合生理学医学理论体系指导下的以 CPET 客观定量整体功能评估为基础制定安全有效的个体化精准运动为核心整体方案，可以实现慢病异常指标的有效管控，在异常指标转归为正常之后再逐渐减药至停药不反弹，继续管理实现少得病、晚得病、不得病的健康有效管理，最终实现对以心脑血管系统等为代表的各种慢病的防、治、康、养一体化管理。

17. 连续动态功能学指标的科学精准评估监测是慢病异常功能指标安全基础上有效管理的前提

17.1 连续动态睡眠呼吸监测

连续动态睡眠呼吸监测有多种方法，一般通过鼻压力传感器感应气流压力的变化来记录鼻气流，使用伸缩式胸、腹带记录胸、腹式运动度，同时应用脉氧仪记录指端血氧饱和度，同时记录体位、心率、心电、鼾声指数等。根据记录情况计算患者的睡眠呼吸暂停低通气指数（apnea-hypopnea index，AHI），即平均每小时睡眠中发生呼吸暂停加低通气的次数，评估患者睡眠时的呼吸情况。

17.2 连续动态血压监测、连续记录动脉和静脉脉搏波、心电图与心音图监测和连续逐搏血压监测

一般的连续动态 24 小时血压监测是测定间断的血压数值，连续逐搏血压监测可以测出逐搏心跳的血压数值并且能够给出动脉血压的波形变化，在血压监测中体现出了较传统间断测量方法更为明显的优势。主要根据相关参数（动脉管壁的搏动、容积变化、脉搏波等）间接计算得出动脉血压值。根据检测方法原理的不同，可分为柯氏音听诊法、示波法、容积补偿法、动脉张力法、脉搏波波速法等。

17.3 连续动态血糖监测

技术上，目前最新型的 72 小时动态血糖测试记录仪可以微创、连续、动态记录局部血糖的 72 小时动态变化，具有携带方便、安

全、无痛（微创）的特点，可以灵敏测定和记录局部血糖的变化，每 11.25 秒采集 1 次传感器的血糖数据，每 3 分钟记录 1 次平均血糖浓度值，每天记录 480 个血糖值，72 小时提供 1440 个血糖值，数据准确性较高。

17.4 连续动态心电图监测

24 小时动态心电图是一种长时间连续记录并编集分析人体心脏在活动和安静状态下心电图变化状况。主要包括 ST 水平趋势图、心率变异、身体运动后的数据及各种心律失常的鉴别诊断。对心律失常及心肌缺血的定性、定量诊断，对阵发性晕厥、眩晕和心悸原因及性质的确定，对药物疗效的评定及起搏器的功能评定。能够记录全部的异常电波，能检出各类心律失常和患者在 24 小时内各状态下所出现的有或无症状性心肌缺血，为心脏病的诊断提供精确可靠的依据，在临床应用中，尤其对早期 CHD 有较高的检出率。

17.5 连续动态体位、活动监测

24 小时连续监测患者体位变化，辅助动态血压、呼吸、血糖、氧饱和度、脑电图、肌电图或心电图的连续动态解析或诊断。

17.6 远程便携（穿戴与非穿戴）式功能监测

远程便携式功能监测相关设备种类繁多，主要包括穿戴式和非穿戴式，在此不多论述，仅以心电图为例，通过远程心电监护，可实时监测发现各种心律失常，包括三度房室传导阻滞、严重窦性停搏、持续性室速及无症状心律失常，还可对急性冠状动脉综合征做出初步诊断，指导患者药物治疗，挽救了众多垂危的生命。

18. 以个体化精准运动为核心，制定整体方案，进行心血管病等慢病有效诊疗的实施

个体化精准运动的制定，依据于对患者的正确的科学评估。CPET 是一个实用、全面的评估。笔者用将近 20 年的研究，发表了多篇相关的论文，如 CPET 指标精准预测死亡（2010 年发表在 *JACC* 和 *Chest* 的文章，通过典型波浪式呼吸——陈—施呼吸在清醒运动中的表现进行预测），北京阜外医院做心脏移植的患者 CPET 期间有中 60% ～ 70% 实际上存在波浪式呼吸异常。波浪式呼吸后还会看到纺锤状的波浪式呼吸也是左心衰竭睡眠期间典型的表现，可精准预测死亡。笔者研究发现心力衰竭患者 CPET 中 $\dot{V}_E/\dot{V}CO_2$ 显著降低和波浪式呼吸异常结合出现者，可以预测半年内死亡达到 38.9 倍（相比没有异常的心力衰竭患者死亡率），能区分死亡和存活；预测死亡更高的还在后边，就是 $\dot{V}O_2/\dot{V}_E$ 显著降低和波浪式呼吸异常结合出现者可以预测半年内死亡达到 56.4 倍（相比没有异常的心力衰竭患者死亡率），极其显著地能区分死亡和存活，分别发表在了 *JACC* 和 *Chest* 上。历史上没有文章报道过这么高精准预测死亡，*JACC* 和 *Chest* 都问是不是数字小数点写错了，因为心血管病预测死亡一般是二、三点几，五点几也就很高了。根据 CPET 峰值 $\dot{V}O_2$、AT 和摄氧量通气有效性等指标，指导笔者团队用人工心脏救治了很多等待心脏移植的患者。

如何进行安全、有效的慢病管理呢？极限运动时的 $\dot{V}O_2$ 最大

数值就是峰值，发生无氧酵解代偿时 $\dot{V}O_2$ 就是 AT。最好的指标应该是千克体重 $\dot{V}O_2$。但是，近年欧美和中国越来越高的超重与肥胖发生率，使得千克体重 $\dot{V}O_2$ 临床应用受到严重干扰，所以从 20 世纪 80 年代以来我们首先综合考虑多方面因素，根据身高、年龄、性别、种族和体重推算出预计值，然后再以实测值除以预计值计算出百分预计值。所以 CPET 核心指标的峰值 $\dot{V}O_2$ 和 AT 多数给予实测值（L/min）、千克体重值（mL·min^{-1}·kg^{-1}）和百分预计值（pred）。从通气产生 $\dot{V}O_2$ 和 $\dot{V}CO_2$ 概念，根据两者动态变化关系做出 AT 精确计算。这是 AT 放到在 CPET 新 9 图整体数据进行 $\dot{V}O_2$、$\dot{V}_E/\dot{V}CO_2$ 及 PETO$_2$ 和 PETCO$_2$ 再确认的判读。无论心率还是血压都不能可靠地保证慢病治疗的安全性和有效性，只有使用个体化精准运动强度才能使之实现。这个精准强度一定要高于 AT，否则疗效大打折扣；但是一定要远低于峰值，这样才能规避风险，所以最常用简单方案就是介于峰值和 AT 中间对应的精准功率计算运动强度。

切记，一要做个体化精准强度运动为核心的整体方案来治疗慢病的血糖、血脂、血压、尿酸、体重等各种异常，用一整套方案同时治疗各种异常，属于异病同治，再加上 2 种以上的各种辅助运动手段和康复"五大处方"或"九大处方"相关的各种精神心理生活方式等其他辅助性的管理及药物器械手术等应用可使治疗优化。

笔者在美国加州大学洛杉矶分校和中国都已经将上述方法用于治疗右心衰竭、左心衰竭和 COPD 患者，在整体理论指导下和 CPET 客观定量功能评估后，制定个体化精准运动为核心的整体方案对患者进行强化管理 3 个月，取得前所未有的功能性恢复的惊人效果，而且个体化精准运动临床使用起来安全有效可靠。

18.1 安全有效的个体化精准运动

运动是人体器官整体协调运转的综合能力的体现，每个人的运动能力不一样，运动水平千差万别，要解决的问题就不一样，运动形式、强度、频次也应不一样，个性化的精准运动可以有效地解决问题。现在我们更多关注于各种慢病表现出来的血糖、血脂、血压、尿酸和体重等各种异常的有效控制。关于血压个体化精准运动的 12 周的强化管理首批的 6 个人中，所有人无论是否用药，每天运动前后收缩压和舒张压（10 分钟后）均显著下降 4 ～ 15 mmHg；使用药物的第 1 周的第 5 天平均值和已经完全不用药的第 12 周的第 5 天平均值比较，第 12 周的血压比第 1 周还低大约 10 mmHg。血糖和血脂在第 1 周吃药情况下还有部分血生化指标异常，经过 12 周运动后停用药物，所有血生化指标全部变为阴性。随后本院的 39 名职工参加测试，3 个月后 19 名坚持运动方案（≥ 3 次 / 周，≥ 9/12 周），全部停药；20 名未坚持运动方案（＜ 3 次 / 周，＜ 9/12 周），但其中也有 11 名（＞ 50%）停药。

血压精准管理采用的是对连续逐搏血压监测和连续心电图、脉搏与呼吸的监测。每天 10 万次心跳就记录 10 万个血压值，2 夜 1 日大约有近 20 万次心跳就记录分析 20 万个动态血压值，因此，一般使用的 20 ～ 30 分钟测定 1 次血压的传统动态血压监测信息远远满足不了笔者对患者进行管理的需要。笔者治疗过 1 例用药物维持了近 20 年的高血压患者，在连续逐搏血压监测下进行个体化精准功率运动 30 分钟强度滴定后，收缩压显著下降持续近 8 小时，比较前一晚和后一晚的血压，也明显低于这两晚睡眠期间血压。为其制定的个体化精准运动方案就是每天早、晚相隔 6～8 个小时运动 1 次，2 次 / 天，第 4 周就停用了所有降压药，继续强化管理 2 个月无反弹。

血糖精准管理也要采取连续动态微创组织糖浓度监测，每天监测记录 480 个血糖值，不仅关注空腹血糖高低，更要使血糖平均水平逐渐降低，餐后和空腹上下波动明显减小。一般患者采取治疗方案 3～6 个月时，CPET 整体功能状态显著提高，血糖值基本维持在正常范围，上下波动幅度变小。

实际上慢病患者的血糖、血脂、血压、尿酸等异常需要整体管理，癌症治疗也需要将人当作一个整体。笔者申报一项研究项目，对患者做 90 天的管理，记录分析所有无创伤的功能检测和进行动态功能学指标监测，在 90 天内实现血糖、血脂、血压等异常指标的转归正常，90～100 天期间停用药物，而后患者回归家庭和社区，再通过便携穿戴式与非穿戴式物联网技术进行远程、全程（全生命周期）监控和指导，以维持健康。

（1）安全有效的运动强度。个体化精准运动为核心的整体方案中的运动强度是有氧运动的核心，要有效就得有合适的强度，低于 CPET 的 AT 之下的运动强度疗效相当有限，现在的大部分人使用指南的运动强度就在这个范围，一天散步一万步甚至几万步，心里有个安慰，以为自己运动了，可以毫无顾忌地吃了，其实这样的运动，对自身的心脑血管病和慢病的康复来说，虽然有益，但基本上难以获得治愈性疗效。

强烈建议无论是 CPET 还是个体化精准运动，均优先选择使用电脑控制的精准功率计（自行车或臂力计）来完成。考虑精准功率计的优点是多方面的，其一是安全：①电脑控制的精准功率计，都只能同时使用人体的下肢或上肢为主的整体四肢和躯干肌群的一部分，与运动平板的跑步机比较，以下肢肌群为主的自行车功率计运动 CPET 的峰值 $\dot{V}O_2$ 正常可以偏低 10% ~ 15%，而上肢肌群为主的臂力计运动偏低更多，即运动者在症状限制极限运动时的呼吸、循环和代谢等整体功能还有大于 10% 储备，所以自行车和臂力计的运动相对更加安全；②与运动平板相比，精准功率计不易发生摔倒、磕碰的状况（运动平板则相对多发），提高了运动安全。其二是精准：电脑控制的精准功率计（自行车或臂力计）的阻力可以严格精准量化，不仅使得 CPET 可以精准评估 $\dot{V}O_2$ 与功率的动态变化关系和计算效率，更重要的是可以使 CPET 进行客观定量整体功能评估，精准制定个体化运动强度突出其安全性与有效性，并且为连续逐搏血压、脉搏及呼吸等监测和连续血糖监测下制定个体化精准运动的频次创造条件。其三是运动期间各功能检测指标的稳定性和高信噪比：与运动平板相比，精准功率计特别是自行车运动，运动者上身相对稳定、干扰少，能够更好地进行心电、血压、脉搏和呼吸的监护，提供更加精准的监测数据。

笔者观点：运动要达到一定的强度，这个强度要在 AT 之上，大概在 AT 功率和峰值功率之间，是一个因人而异的范围。要根据患者的情况进行安全性和有效性为主的试验性滴定，滴定的原则为在确定好的范围内从低线或高线选一个功率，设定功率自行车的强度、时长为 30 分钟（单次时间一定要避免过长），然后让患者蹬车同时监护心电、心率、呼吸、血压、指脉氧饱和度，并询问患者的主观感受，如果疲劳了就可以停下来休息，不强求延长蹬车时间，以患者的自然状态来决定。虽然都是根据 CPET 客观定量功能评估而计算得出，但患者对运动强度的反应和能持续的时间因人而异，功能状态好的患者蹬车时间在 5 ~ 15 分钟，而功能状态差的患者蹬车 2 ~ 5 分钟就要求休息。患者休息时询问其感觉，只要感觉又有力量就可以开始继续运动，同时监测的心电图、血压和氧饱和度等生理功能指标没有出现其他危及生命的紧急情况，就可以把这个强度定为该患者的运动精准治疗的运动强度。如果患者强度滴定时持续运动在 20 ~ 30 分钟，可以上调运动强度 10 ~ 20 W/min，进行运动强度的有效性和安全性的重新滴定，使蹬车时间缩短到 5 ~ 15 分钟为宜。如果功能正常的患者进行强度滴定时持续运动达到 15 ~ 20 分钟，甚至 20 分钟以上，也可以考虑。再根据连续逐搏血压、脉搏、呼吸和连续血糖监测结果的变化实程调整精准强度运动的频次，以便于后期运动整体方案取得更佳疗效。

在后续 90 天的强化管控治疗中，依据患者的体力增加程度延长运动时间，减少休息时间，直到患者能够把该强度的运动持续 20 ~ 30 分钟不间断蹬完。一般情况而言，患者的体力进步很快，一般在 4～6 周的时间能够达到上述目标,所以常规在第 6 周进行 CPET 的中期评估。中期评估 CPET 客观定量功能评估核心指标变化显著,再重新计算运动强度,重新进行运动强度的有效性和安全性滴定,再根据连续逐搏血压和连续血糖监测结果修改精准强度和运动频次,以便于后期运动整体方案取得更佳疗效。

现在系统论、器官论、疾病论下的各个单病种指南和运动、康复等临床指南,以及很多国内专家在用心率、血压甚至 METs 等半定量作为运动强度的指标,笔者认为是不准确的,因为心率、血压和 METs 等受干扰的因素很多且不稳定,特别是心脑血管代谢等慢性疾病本身和用药都会产生显著影响,对应的是某种疾病和状态的一个群体,如心功能不全患者,心率作为一种代偿机制自然会增快。笔者曾接诊过这样 1 例患者,静息心率就达到目标心率的 85%,若让其再用心率作为运动强度指标,那也只能卧床休息了。还有的人睡眠呼吸暂停和晚上睡眠不好,次日白天心率自然会增快。而运动强度用功率来确定,是一个能够精准量化的、稳定可行的指标。同等功率下患者心率的变化,是衡量运动带来变化的指标,随着功能状态的好转,心率会减慢。当然运动的强度也不是越大越好,一定要合适、精准。毋庸置疑,运动强度大,对患者而言,收到的益处也大,然而,应注意患者的运动系统及其呼吸循环、神经和体液等支持系统是否能够承受,因为骨骼、肌肉退行性改变的问题、关节疼痛的问题、心肺功能的承载问题、内外呼吸的功能、血管的通畅程度及血液系统的携氧能力等都会成为整体功能的短板，具体情况因人而异，不能等同对待，所以一个好的有氧运动，首先要确定好个体化的精准运动强度，做到既安全又有效。

特别强调个体化精准运动整体方案的目的是安全有效的诊疗慢性非传染性疾病，使患者痊愈并保持健康，只从目的就可以看出其与运动科学、健美、运动医学、运动健身、运动员训练和西方医学的康复医学与康复训练指南及专家共识显著不同。

（2）安全有效管理的运动频次。个体化精准运动为核心的整体方案中的运动就像服药一样，药物的频次是根据药物的半衰期来定的，目的是为了保证血药浓度，以达到治疗的效果，那么运动的频次又如何确定呢？

笔者观点：①首先找出患者的主要问题，如血压高、血糖高、血脂高、睡眠问题、气道阻塞问题或冠状动脉供血问题等。然后，根据患者的具体情况分析每个问题的主次关系，找出要优先解决的主要问题。其次，根据患者的主要问题相关指标对运动的个体化反应、运动后效果能够维持多长时间来决定运动间歇，也就是运动频次。②一定要有一套科学的手段来观察患者的运动及其效果维持的时长。如果是血压的问题，主要用连续逐搏血压、脉搏、心电、呼吸等指标监测来观察血压的升降变化规律而做出决定；血液中糖、脂肪和氨基酸等能量物质的问题，现在只是用连续、动态、微创组织糖浓度监测来反映能量物质的升降变化规律，从而做出决定。连续血糖监测一天记录 480 个血糖值（1 次 /3 分钟），可以连续使用约 15 天。这样 1 ～ 2 周基本上可以实现异常指标管控下的转归趋势，尽快使得异常指标回归正常范围，进而使之在药物等其他治疗基础上实现正常范围内倾向于反向趋势，如血压、血脂、血糖不仅不高，反而比正常偏低，那么在进一步管理期间就是逐渐对药物进行减量、减次，甚至逐渐停用药物。③运动频次也是要根据每一个人的具体情况来精准确定，要个体化，因为每个机体对主动或被动运动及运动后效果的维持仅是其自己的规律，与他人无关，与统计学上得来的数据无关。④如果中期评估前已经可以持续运动 20 ～ 30 分钟，且 CPET 客观定量功能评估核心指标变化显著，可以再重新计算运动强度，重新进行运动强度的有效性和安全性滴定，再根据连续逐搏血压、脉搏、呼吸、心电和连续血糖监测结果修改精准强度运动的频次，以便于后期运动整体方案取得更佳疗效。总之，每个人的情况不尽相同，一定要因人而异，精准把握，循序渐进，避免过犹不及。

18.2 辅助性运动

个性化精准强度的有氧运动是整体管理的核心，但不是全部，其他运动可以作有益的补充，笔者称之为"辅助运动"。在把运动作为慢病异常指标有效管控治疗技术的层面上，很难客观、定量和精准调控的下述所有运动方式，虽是整体方案的组成部分，但无法取代安全有效的个体化精准运动，辅助性运动很难单独达到疾病治愈的效果。当然，这些辅助运动对于还没有患病或是亚健康状态的相对正常人群也可单独使用，与个体化精准运动有效治疗慢病配合或单独使用能够起到使健康正常人不得病、少得病、晚得病、得轻病和病易愈的功效。

（1）祖国传统文化的运动宝典。中国传统文化和中医学都有许多特色运动项目，与个体化精准强度运动配合起来，都是非常好的运动组合，如八段锦、太极拳、八卦掌、五禽戏、各种功夫及瑜伽等。中国传统特色运动多数比较平缓舒畅，动静自如，长期坚持锻炼会获益良多。

（2）抗阻运动。是指用外部的力量训练肌肉，是运动中不可或缺的部分，常用的有弹力带、哑铃、不同的抗阻训练器材，对增强肌肉的耐力、肌腱的强度、骨密度都有重要的意义。

（3）柔韧性运动。柔韧性是指关节的活动幅度，是人体活动的基础，肌肉的运动范围受限于身体的柔韧性，可以改善身体的姿势，提高运动效率，降低运动风险。

（4）平衡运动。平衡是一种身体控制的能力，身体从周围环境中获取信息，并将信息传到大脑，大脑整合信息、调整肌肉状态，适应环境，避免身体失去平衡，预防跌倒损伤，对高龄人群意义更大。

（5）核心肌肉的练习。核心区更侧重于解剖学概念，指人体的中间部位，及腰椎—骨盆—髋关节为主体，包括附着在其周围的肌肉、肌腱及韧带系统；而核心更侧重于一个训练学概念，指的是一条运动链上的起主要作用的部位或环节，包括四肢运动链中的小核心区。因此，核心稳定性的概念要比核心区稳定性大，还包括上下肢运动链，核心区里仍有核心。

不同的运动各有各的益处，从整体整合的理论来讲，配合个体化精准运动为核心的整体方案的全方位运动管理是必要的。

18.3 被动运动

具体见 7.5。

18.4 全方位全生命周期的整体方案（营养、饮食、排泄、心理、戒烟、睡眠整体考虑的一体化管理）原则

个体化精准运动、各种辅助性及被动运动固然重要，但是仅依靠运动来有效治疗慢病和有效管理一个人的健康肯定是远远不够的。理解了人体生理学功能的整体整合调控机制之后，就必须从一个更高的层面去思考，精神心理（有专门章节内容进行叙述）及吃、喝、拉、撒、睡这些最基本的生命活动，都是要去管理的，唯有如此才能够有一个全方位的、有效的整体管理方案。发育成熟后分娩出的新生儿都具备了通过三声哭来表达需求的能力：第 1 声哭是为了建立自主呼吸的表现；第 2 声哭就是饿了、渴了要吃喝；第 3 声哭就是拉了、尿了要清理。这三声哭表示人与生俱来的呼吸、营养能量物质、消化、吸收与泌尿排泄生理调节和控制已经非常精准完备了。由此，逐渐建立起每个人自己特色的生活习惯、饮食爱好与规律。要实现以长期不良生活习惯为主要致病因素的慢性非传染性疾病的有效诊疗，就必须坚持个体化精准运动为核心基础上的整体方案，对任何不良生活习惯和规律进行调整和纠正。

新生儿从三声哭开始，逐渐建立起与心脏收缩、舒张和肺脏吸气、呼气相似规律的，正常规律的清醒、睡眠，吃喝、不吃喝，运动劳动、休息等相互转换，正是精神心理及吃、喝、拉、撒、睡、动的正常才使得到足够基础上的生命之灵、能量物质和营养物质，

实现完成各种体内物质（人体内存在有 6000 ～ 9000 种化学物质）的相对动态平衡，进一步实现人类的发育成长—成熟—衰退—死亡。正是精神心理及生活方式的健康损害行为，在长达约 120 年生命过程中使我们由健康转向亚健康或各种不同慢性非传染性疾病状态。所以，健康的有效维持和慢病有效治疗当然也必须要纠正不适当的，甚至是错误的精神心理及生活方式，使之有助于慢病有效治疗和健康有效管理。

（1）吃。是最本能的生命活动之一，与生俱来。自古就有"民以食为天"的说法，然而现在存在的问题很多，吃什么、怎么吃成了一个大问题。

笔者观点：通过整体整合生理学医学新理论，可以正确理解结合时间及空间调控的动态平衡，那么，慢病就是组织细胞（哪怕是很少部分）在一定程度上存在以"缺"为核心的血液、能量物质或营养物质的需供相对不平衡。所以笔者主张"敞开吃"，但必须要有原则。首先，考虑在增加水果蔬菜纤维素比例的基础上，每餐都要增加新鲜天然食品的种类，以及食用带皮全果。其次，尽可能按时进餐，不要忍饥挨饿；在物质极丰富的今天，也不要过饱。再次，吃饭要有顺序，先果蔬，后坚果、主食和肉食，食物要多样化，加工方式尽可能简单。最后，尽量吃天然生长的，不吃或少吃工业化生产、深加工甚至添加了防腐剂的食物；尽量吃天然食料喂养，少吃或尽量不吃使用添加饲料人工养殖的各种鸡、鸭、鱼、鳖、虾、蟹、猪、牛、羊等生物；尽量少或不吃转基因的各种食物。

（2）喝。喝和吃本来是一个问题，但是拿出来单独讲，是因为在喝水这个问题上，也是有很多问题。现在以工业化生产、调配为主的饮料五花八门，带糖的、带气的、各种味道、香精、色素、添加剂、防腐剂……，"果珍"及"纯净水"又如何选择呢？

笔者观点：茶水最好，尤其是绿茶和新鲜清明前采摘的绿茶。白开水也是一个不错的选择。果汁，特别是工业化包装生产的，不如吃时令新鲜的水果，尽量带皮吃。谢绝任何含有色素、香精、甜味素、添加剂、防腐剂等的各种饮料，特别是含糖含气的。谢绝"纯净"水，因为纯净水、蒸馏水没有人体必需的自然元素，笔者认为其仅适用于洗衣、洗手。

饮酒要有节制。酒为粮食酿造而成，本是很好的营养素。除了酒精成分外，还含有许多人体需要的营养成分。原则上因人而异的适度节制饮用，本应该对健康有益。但是在现在大规模工业化人工勾兑为主的酒业生产方式下的各种白酒、啤酒、红酒等酒类产品及含酒精饮料，必然含有不少对人体健康有害的成分，长期过量无节制饮用，对健康必然有害无益。所以饮酒必须限量，而且该限量也必须个体化考虑。

咖啡观点有争议。特别是饮用咖啡时的各种糖、脂等配料，对慢病患者肯定无益，甚至有害。对于有饮用咖啡习惯的慢病患者，建议只喝黑咖啡，不添加糖脂配料。但是对于咖啡类饮料，由于本身就有上述饮料特质，对慢病患者和人体健康必然有害无益。

（3）拉、撒。在整体管理个人的健康中，这是一个很特殊的环节，不可或缺，尤其是心功能有问题的人要严格观察尿量的情况，出汗情况及大小便的量、质、色也能反映很多问题，值得关注。

（4）睡。人一般有 3 种功能形态：运动状态是最活跃的，代谢最旺盛，极限运动代谢率大约是静息状态的 5 ～ 10 倍。静息状态是清醒安静的状态，代谢率比较低。睡眠状态是无意识的休眠状态，代谢率最低，除了心脏、肺脏、肝、肾和胃肠等以低水平运行外，人体多数系统的组织细胞处于休息与修复状态。然而，很多人在这里发生了问题，在笔者管理的近百例慢病病例中，有超过半数患者有明显睡眠呼吸暂停和低通气的问题，甚至不少患者由于其睡眠呼吸暂停和低通气先引起低氧和缺氧，从而引起或加重患者的血压升高、心率加快、糖脂代谢降低等一系列的异常现象发生。严重睡眠呼吸暂停和低通气的患者不论睡多久，醒来总也感觉到没有休息好，并且成为慢性非传染性疾病的成因和加重原因。慢性非传染性疾病患者和亚健康人群的睡眠问题必须要给予足够的重视，要及时发现，对有问题的患者要及时纠正和治疗，而且睡眠应该在进行慢性非传染性疾病异常指标有效管控过程中作为重点管理的一个部分。

个体化运动不仅有利于健康和慢病有效管理，对于各种失眠及相关问题也有所缓解，如促进入睡、纠正睡眠中断、减少睡眠中觉醒、缓解精神紧张、纾解各种压力及提高睡眠质量等。但是对睡眠期间呼吸暂停和低通气并无明显纠正与治疗作用。

19. 个体化精准运动整体方案行心脏康复和心脑血管慢病有效诊疗与健康有效管理及疑难复杂个案

19.1 案例 1

个体化精准运动整体方案 CHF 患者康复临床研究：安全有效地提高 CHF 患者心肺整体功能和生活质量，稳定异常指标，显著减少药物剂量和种类，显著降低再入院率。

2013 年笔者指导首都医科大学附属北京康复医院心肺康复中心申请北京市科委首都特色科研项目 (Z14107002514084)，计划对 45 例 CHF 患者随机分为 3 组（各 15 例），进行个体化精准运动整体管理，但因强化管理期间中等负荷组患者由于整体功能改善程度明显不及高负荷组，而主动要求退出中等负荷组加入高负荷组，根据临床研究患者自愿的原则，造成中等负荷组人数减少，调整到 5 例。故该课题对 35 例 CHF 患者行不同运动强度下的心脏运动强化管理。分组采取随机原则：对照组和高负荷组各 15 例，中等负荷组 5 例。

（1）病例简介。2014 年 8 月—2016 年 1 月在首都医科大学附属北京康复医院心肺康复中心进行个体化精准运动整体方案强化管理。所有患者临床症状、体征和治疗稳定 1 个月以上，纽约心脏病协会心功能分级 Ⅱ～Ⅳ 级，同时服用多种药物。35 例（男 30 例，女 5 例），对照组：12 男 3 女，年龄（67.2±7.7，59.5～74.9）岁，BMI（25.2±3.9，21.3～29.1）kg/m^2；适度偏低强度的中等负荷组：4 男 1 女，年龄（63.4±6.1，57.3～69.5）岁，BMI（26.1±1.8，24.3～27.9）kg/m^2；适度高强度的高负荷组：14 男 1 女，年龄（65.1±8.1，57 ～ 73.2）岁，BMI（25.7±2.3，23.4 ～ 28.0）kg/m^2。患有慢病的病程为十数年至数十年，男性均有数十年吸烟史。3 组患者入选时的一般资料和各种检查结果均无统计学差异（$P > 0.05$）。

（2）个体化精准运动为核心的整体方案。①患者分组：对照组 15 例进行除精准运动康复治疗之外的常规治疗指导；中等负荷组 5 例进行 80%AT 水平强度强化运动外加常规治疗指导；高负荷组 15 例以 AT 以上 $\Delta 50\%$ 功率强度强化运动外加常规治疗指导。②根据 CPET 客观定量评估，对高负荷组精准制定个体化运动处方进行个体化精准运动治疗，30 min/d，1 ～ 2 次 / 天，5 天 / 周，共 12 周。③对所有患者制定营养处方、心理处方及戒烟处方整体康复方案，树立患者对心脏疾病及其治疗的正确认识，进行鼓励式对话，指导饮食，控制心血管危险因素，纠正不良行为，缓解精神压力，减轻患者焦虑或抑郁状态。④治疗疗程：所有患者安全无并发症，完成症状限制性极限运动 CPET，中等负荷组和高负荷组患者完成 12 周全程运动康复治疗，长达 3 个月的个体化精准运动过程中无一例患者出现恶性心律失常、不稳定型心绞痛、心肌梗死、晕厥、猝死等严重不良事件。

（3）个体化精准运动高负荷组（适度高强度）强化管理后各指标比管理前显著改善，而且显著高于对照组。① CPET 核心指标：强化管理后，高负荷组峰值 $\dot{V}O_2$（mL/min，mL·min^{-1}·kg^{-1}，%pred）、AT（mL/min，mL·min^{-1}·kg^{-1}，%pred）、峰值氧脉搏（mL/ 次，%pred）、最大功率（W/min，%pred）等显著升高（$P < 0.05$），且显著高于对照组（$P < 0.05$）。②超声心动图：强化管理后，高负荷组 LVEF显著升高（$P < 0.05$），且显著高于对照组（$P < 0.05$）。③ 6 分钟步行距离（6 minute walking distance，6MWD）：强化管理后，高负荷组 6MWD 显著延长（$P < 0.05$），且显著高于对照组（$P < 0.05$）。④生活质量（quality of life，QoL）：强化管理后，高负荷组 QoL 评分显著降低（$P < 0.05$），且显著低于对照组（$P < 0.05$）。⑤药物剂量和种类：强化管理后，高负荷组血糖、血脂、血压更加稳定，用药剂量和种类减少，而且显著低于对照组（$P < 0.05$）。⑥再入院率：强化管理后随访，高负荷组再入院率由（2.1 ± 0.6）次 / 年，降至（0.3 ± 0.4）次 / 年；3 年再入院率由 15 次降至 3 次，较治疗前显著降低（$P < 0.05$），而且显著低于对照组（$P < 0.05$）。

（4）中等负荷组（适度较低强度）运动强化管理后各指标虽然明显改善且显著高于对照组，但是 CPET 核心指标却显著低于个体化精准运动的高负荷组。① CPET 核心指标：运动强化管理后，中等负荷组峰值 $\overset{\bullet}{\mathrm{V}}\mathrm{O}_2$（mL/min，mL·$\min^{-1}$·$kg^{-1}$，%pred）、AT（mL/min，mL·$\min^{-1}$·$kg^{-1}$，%pred）、峰值氧脉搏（mL/ 次，%pred）、最大功率（W/min，%pred）等明显改善、也显著高于对照组，但是却显著低于个体化精准运动的高负荷组（$P < 0.05$）。②超声心动图：运动强化管理后，中等负荷组 LVEF 升高，也显著高于对照组（$P < 0.05$）。③ 6MWD：运动强化管理后，中等负荷组患者 6MWD 延长，也显著高于对照组（$P < 0.05$）。④ QoL：运动强化管理后，中

等负荷组 QoL 评分降低，而且显著低于对照组（$P < 0.05$）。⑤药物剂量和种类：运动强化管理后，中等负荷组血糖、血脂、血压相对稳定，用药剂量和种类减少，而且显著低于对照组。

（5）讨论。根据传统指南，心功能未明显纠正的 CHF 被列为心脏康复禁忌证，笔者在美国 Harbor-UCLACPET 实验室对 CHF 患者进行个体化高强度运动管理已取得显著效果。本次对 35 例 CHF 患者分别制定中等负荷运动强度（80%AT 水平）和高负荷运动强度（AT 以上 Δ50% 功率强度）运动处方，也证实以 CPET 为核心制定的个体化高强度适度运动强化管理方案，治疗稳定性心力衰竭更安全有效，更能显著改善 CHF 患者的心肺整体功能和生活质量。经过12 周安全有效的个体化精准运动后，高强度运动组血糖、血脂、血压等指标更加稳定，心血管异常指标恢复正常，用药种类和剂量显著减少，运动强化管理效果显著。经随访 CHF 患者 3 年后，高强度组再入院率显著降低。在初步对慢性心力衰竭患者进行个体化精准运动整体方案全面管理，取得显著益处的基础上，笔者团队于 2015年 3 月对首都医科大学附属北京康复医院患有多高症的医护人员进行个体化高强度运动强化管理，整体动能改善显著，详述如下。

19.2 案例 2

6 例患有多高症的本院医护人员，以 CPET 评估制定的个体化精准运动整体康复方案进行强化管理 3 个月，全部实现血压、血脂、血糖等异常指标转归正常，停用药物 1 个月无任何反弹，随后仅以建议方式行弱化管理。至今只有 1 例间断服用降压药，其他人均无服用药物且指标正常。

（1）病例简介。2015 年 3 月从首都医科大学附属北京康复医院医护人员中，选择 6 例自愿报名参加实验的多高症者作为志愿者。所有志愿者均为女性，年龄 39 ~ 51 岁，身高 162 ~ 169 cm，体重 68 ~ 83 kg，BMI 26 ~ 29 kg/m²，腰围 85 ~ 88 cm，患有慢病的病程 1 ~ 11 年。患者运动强化管理前均服用氯沙坦钾片、缬沙坦、比索洛尔、美托洛尔、氯沙坦钾氢氯噻嗪片、双胍类和拜糖平药物中的至少 1 种降压药物、降脂药和降糖药。2015 年 4 月至 7 月期间在医院接受 CPET 客观定量评估制定个体化精准运动整体方案强化管理 3 个月，随后行弱化管理。

（2）强化管理前后的相关检查与结果。6 例被管理者血糖阴性，均患有高血压、高血脂。接受管理前在服用各种药物的基础上测得收缩压为 119 ~ 135 mmHg，舒张压为 68 ~ 80 mmHg；总胆固醇异常者 3 例，甘油三酯异常者 2 例、低密度脂蛋白异常者 3 例、高密度脂蛋白异常者 1 例。

（3）个体化精准运动为核心的整体方案的诊疗过程。整体康复健康管理方案包括：① 12 周的个体化精准运动（△ 50% 功率，30 min/d，1 ~ 2 次 / 天，5 天 / 周，12 周）。②指导管理者精神心理方面，压力不宜过大，保持积极向上的态度，有知足常乐的心态；③禁烟限酒；④保持健康的饮食习惯：减少垃圾食品的摄入，切勿暴饮暴食，注意饮食均衡，多餐少食，控制摄入的热量，减少含糖及各种添加剂的碳酸类饮品和食品；⑤规律的作息生活习惯、保持睡眠质量、避免过度劳累等。在以个体化精准运动为核心的整体方案全面管理 1 个月时，6 例患者的降压药、降脂药等开始逐渐停用，全面管理至 3 个月时，均全面停药，其中收缩压降至 112 ~ 130 mmHg，舒张压为 65 ~ 79 mmHg，收缩压较管理前显著下降（$P < 0.05$），血脂指标也回归正常。随后，对 6 例患者进行家庭式、不定期运动等弱化管理。

（4）讨论。本院职工患病时间较短，病情较轻，血脂、血压异常程度较轻，在全面管理 1 个月时，开始停药，强化管理 3 个月后均实现全面停药，所有指标恢复至正常范围，血压、血脂等异常指标全部转归正常，停用药物 1 个月无任何反弹，随后仅以建议方式行弱化管理。至今只有 1 人间断服用降压药，其他人均无服用药物且指标正常。以往对于运动康复治疗多高症的研究方案没有一个客观定量的指导，不能实现真正意义上的治愈，在停药后各项指标迅速出现反弹。而本次为首次以 CPET 评估制定的个体化精准运动整体康复方案，对本院 6 例患有多高症的医护人员进行强化管理，实现了全面停药无反弹，血脂、血压异常指标转归正常，整体功能状态提高显著。在此基础上，笔者对 39 例病情较轻的慢病患者行松散管理，其中 21 例坚持 > 3 次 / 周、> 6 周 /12 周强化运动训练，整体功能状态显著提高，异常指标均转归正常，减药及停用药物 1 个月余均未反弹；其余 18 例 < 3 次 / 周强化运动训练，整体功能也均有改善，多数异常指标也转归正常，减少药物用量，10 例停用药物，1 个月余未反弹。进一步对各种疑难慢病行个体化强化运动全面管理，效果改善显著。

19.3 案例 3

十数年的高血压、糖尿病和高血脂慢病患者，高血压急重症降压发生脑梗死后进行个体化精准运动整体方案全面管控纠正异常，减停药物无反弹，家庭松散管理 3 年多，随访至今完全正常。

（1）病例简介。患者李××，女，52 岁，教师。2016 年 5 月在期中考试期间劳累过度，出现头痛、头晕、自测血压高达 180/100 mmHg，就诊于北京某三甲医院急诊心内科，给予药物（具体不详）紧急降压处理，血压恢复正常范围。当晚感觉有踩棉花感、头晕，无言语不利及肢体活动不灵，未引起重视；于次日晨起上述症状逐渐加重，并出现言语不利、右侧肢体活动不灵，立即前往北京天坛医院急诊，行颅脑 MRI 示左侧脑桥新发梗死，住院给予冠心病二级预防治疗 7 天后出院，转诊北京康复医院进行康复。入院精神状态较差，右侧肢体活动不灵活，随后进行个体化精准运动整体方案管理治疗。

既往史：高血压 11 年，最高血压 180/100 mmHg，服用 ARB 类药物治疗，血压控制一般。2 型糖尿病病史 9 年，口服降糖药物治疗，血糖控制欠佳。高脂血症 8 年，口服他汀类药物降脂。

（2）治疗前检查。

1）查体。身高 164 cm，体重 85 kg，BMI 31.6 kg/m^2，心脏查体正常，言语不利，洼田饮水试验 2 级，双侧腱反射未引出，右上肢肌力Ⅲ级，右下肢肌力Ⅳ级，左侧肢体肌力正常。右侧 Babinski 征和 Chaddock 征均阳性，左侧阴性。

2）检查与检验。①血生化异常指标：空腹血糖 6.51 mmol/L，甘油三酯 1.78 mmol/L，低密度脂蛋白 2.03 mmol/L（服药的情况下）。② CPET：运动能力轻度受限，峰值 $\dot{V}O_2$ 为 1072 mL/min，占预计值 66%、AT 为 8.7 mL·min^{-1}·kg^{-1}、峰值功率为 58 W/min。③连续逐搏血压、睡眠监测显示患者无阻塞性睡眠呼吸暂停低通气综合征（obstructive sleep apnea hypopnea syndrome，OSAHS）。④超声检查示左心房增大（前后径 41 mm），左心室舒张功能减低，LVEF 为 60%。⑤动态心电图（Holter）示窦性心律、房性期前收缩，加速性房性心律，室性期前收缩。

（3）个体化精准运动为核心的整体方案的诊疗过程。坚持 4 周个体化适度强度运动（△50% 功率 1～2 次/天，5 天/周），患者体能改善明显，肢体活动灵活性和力量显著改善，复查颅脑 CT 提示脑梗死灶较前无减小；改变最显著的是复查血生化等指标恢复正常，困扰多年的血糖、血压亦正常。坚持 8 周个体化适度强度运动后，口服降糖、降压药物已停用，复查血生化等指标恢复正常，体能、肢体活动灵活性和力量改善显著，自我感觉完全恢复正常，复查颅脑 CT 提示脑梗死灶较前无减小。治疗团队继续强化患者坚持运动为核心整体方案综合管理的理念，患者自行购买功率自行车坚持运动。随后 9 月开学，继续担任毕业班班主任的艰巨任务，直到 3 年后退休，并一直坚持在家进行疾病个体化管控。随访至今药物都已停止服用，未再入院治疗，状态良好。

（4）讨论。本病例比较典型的代表了高血压、高血糖、高血脂等慢病治疗现状和转归过程，虽然患者一直在坚持规律的服药，但疾病还是以不可阻挡的趋势由单病到多病且逐渐加重，以至于发生了高血压急重症和脑梗死。反思：我们现行单病诊断和治疗指南的诊治方向和思路对吗？在高血压急重症的处理方面，紧急药物降压到正常范围是利还是弊？从整体整合生理学医学新理论分析，如果把血压升高发生机制认为是人体整体对局部缺血的一种代偿反应。高血压的降压，特别是急重症快速达标的降压，打破了机体整体的调控代偿，甚至是加重了局部缺血，可能就会弊大于利；对于高血压急重症务必牢记"降压要平缓"的基本原则。实际上在血压升高的早期和中期，采取整体理论和 CPET 指导下的个体化精准运动为主，兼顾俗称之吃喝拉撒睡动等所有生活方式的整体管理方案，基本上可以实现血压的有效管控，回归健康情况。这样就可以实现不得病、少得病、晚得病、得轻病和疾病的治愈，从而减少个人、家庭、社会和国家的负担，提高个人对家庭、社会和国家的贡献。该病例的情况恰能反映出该方案的可行性和可推广性。

现行医疗执行个体化精准运动整体方案的难点有二。一是我们临床医学教育学习和执行的是生理学医学的系统、器官和疾病论理念，临床医师们缺乏正确的整体整合生理学医学新理论的理念，而且对 CPET 检查、整体分析解读和制定安全有效的个体化精准运动为核心整体方案缺乏了解和严格执行的积极性。二是现行临床医疗的单病对症诊疗指南和医保支付体系的支持不足，我们医保可以报销支付针对高血压、高血糖和高血脂等的降压、降糖和降脂的药物、器械与手术等诊疗费用，但是对于没有心肌梗死和脑梗死之前高血压、高血糖和高血脂等的个体化精准运动整体方案这种既治标又治本的安全有效诊疗方法，原则上没有报销支付。

19.4 案例 4

高血糖、高血脂、肥胖伴睡眠呼吸暂停患者，通过有效管控，全部恢复正常停用药物且没有反弹，但是拒绝睡眠管理。

（1）病例简介。患者管 ××，男，54 岁，干部。1 周前间断出现左侧心前区疼痛，多见于情绪激动和活动时，持续时间不定，可自行缓解，无少尿，无下肢水肿。诊断：2 型糖尿病，高血脂，超重/肥胖。既往史：2 型糖尿病 22 年，空腹血糖最高达 26 mmol/L，予口服降糖药物 +4 次/天胰岛素降糖治疗，间断根据血糖水平调整降糖药物用量，血糖控制欠佳，尿中逐渐出现泡沫，3 年前诊断为糖尿病肾病；高脂血症 7 年，他汀类药物降脂治疗；无吸烟史；饮酒史：偶有饮酒 20 年，未戒酒。

（2）治疗前检查。

1）查体。身高 184 cm，体重 104 kg，BMI 30.7 kg/m²，呼吸正常，心音心界正常，未闻及杂音，腹软，肝脾大小正常，腰围 110 cm。

2）检查与检验。① CPET：进一步评估患者整体心肺功能状态，结果为运动能力轻度受限峰值 $\dot{V}O_2$ 为 2077 mL/min，占预计值 77%，AT 为 10 mL·min⁻¹·kg⁻¹、$\Delta VO_2/\Delta WR$ 斜率变缓。② 连续逐搏血压、睡眠监测显示患有重度 OSAHS，AHI 为 30.7，呼吸暂停期间收缩压和心率均显著的阶梯状上升与下降反应。但是患者坚定地拒绝晚上睡眠期间使用呼吸机。③血生化检查指标异常：空腹血糖 8.02 mmol/L，甘油三酯 1.92 mmol/L，低密度脂蛋白 3.04 mmol/L（服药的情况下）。④ B 超检查示心脏结构正常，右侧颈总动脉分叉处斑块，右锁骨下动脉起始处斑块。⑤冠状动脉 CT 造影（computed tomographic angiography，CTA）结果未见明显狭窄。

（3）个体化精准运动整体方案强化管理慢病疗程。2016 年 8 月 31 日起对患者进行个体化精准运动为核心的整体方案有效诊疗管理。根据 CPET 制定高强度个体化运动强度，功率为 120 W/min，每日 1 次到多次不等，每周 5 次，同时建议夜间呼吸机治疗，患者运动依从性好，拒绝呼吸机治疗；联合营养指导（多进食水果蔬菜纤维素类食物、避免高碳水化合物）等综合管理。整体综合管理 2 周后患者血糖水平下降明显，逐渐将口服药减量并停用，继续应用门冬胰岛素早、中、晚各 16 U、甘精胰岛素睡前 14 U 治疗。9 月 18 日根据血糖监测结果，将门冬胰岛素早、中、晚各减量 2 U，血糖无明显波动。10 月 8 日再次将门冬胰岛素减至早、中、晚各 10 U，甘精胰岛素减为 12 U。随着精准运动的执行，患者的运动耐力亦显著改善，逐渐将运动功率提高至 130 W/min。10 月 12 日患者睡前血糖 6.3 mmol/L，空腹血糖 5.8 mmol/L，停用门冬胰岛素治疗，并继续坚持至 12 周，患者血糖平稳，将夜间甘精胰岛素减量为 4 U，因患者个人原因结束医院监督下以运动为核心的整体管理。2017 年 3 月 16 日再次评估连续血糖，血糖水平基本在正常范围内，遂停用胰岛素治疗，继续坚持居家运动（购置功率车），多次复查血糖、血脂等各项指标维持在正常水平，腰围由 110 cm 减至 100 cm，体重由 104 kg 降至 94 kg。后电话随访患者回复坚持每日步行 10 000 步以上，有时可以达到 20 000 步，因未坚持精准强度的运动，特别是 2018 年暑期夫妻结伴前往南极进行长达数周的冒险之旅，血糖水平再次升高，再次开始间断使用胰岛素治疗，特别是餐前注射胰岛素。

（4）讨论。患者职业为管理干部，日常生活营养结构不合理，多高糖、高脂饮食，所有的健康问题都与此有关，所以营养的管理也是很重要的内容，我们现在的饮食普遍是热量超出机体需要，其他的营养元素不够。该患者同时有严重的 OSAHS，应该接受呼吸机治疗，但是患者拒绝接受。我们考虑夜间的低通气导致组织缺血缺氧可能是代谢问题的重要始动环节，夜间的低通气不能得到纠正，其他的治疗益处会大打折扣。日常工作忙，是否能够在办公区内放置可以远程监护的功率自行车，方便进行健康管理。

19.5 案例 5

数十年多高症冠心病患者，曾因急性心肌梗死行经皮冠状动脉介入治疗（percutaneous coronary intervention，PCI）、期间数次心搏骤停成功复苏，继而发展为巨大室壁瘤（行室壁探查加三层折叠术）、重度心力衰竭，通过个体化精准运动整体方案管理强化 12 周基本上回归正常，随访至今 4 年余从未住院治疗。患者有减、停药物的要求，2019 年春天被笔者再次动员来北京，计划进行个体化精准运动整体方案强化管控 3 个月（完成 2.5 个月），实现药物的减少甚至全部停用达 4 周以上，出院。随访至今无明显症状，建议疫情后再到京复查。

（1）病例简介。患者徐××，男，57 岁。2010 年 8 月 10 日因情绪激动突发剧烈胸痛、大汗、面色发白，急送当地医院，诊断为急性广泛前壁心肌梗死，急诊冠状动脉造影示左前降支（left anterior descending，LAD）近段 100% 闭塞，左主干（left main，LM）、左旋支（left circumflex，LCX）无明显狭窄，右冠状动脉（right coronary artery，RCA）近段斑块，于 LAD 植入支架 1 枚，术中及术后曾反复出现室颤，8 次除颤电复律成功。术后无明显的胸痛、胸闷，但出现活动后气短和夜间阵发性呼吸困难，行心脏超声示左心室 54 mm，LVEF 降低（41.8%），肺动脉压力 73 mmHg。2012 年 12 月 6 日就诊阜外医院，诊断为冠心病、急性左心衰竭、室壁瘤形成、二尖瓣三尖瓣关闭不全、肺动脉高压、胸腔积液，应用药物维持治疗，并逐渐出现活动耐力下降，影响日常生活。2014 年 11 月 3 日在阜外医院行冠状动脉旁路移植＋室壁瘤折叠＋二尖瓣环修补术。2015 年 2 月出现胸闷、气短加重，无夜间阵发性呼吸困难、粉红色泡沫痰。2015 年 3 月初患者了解到笔者的整体整合生理学医学新理念并非常认同，认为其疾病危重状态有了希望，故于 3 月 24 日入住北京康复医院进行个体化精准运动为核心的整体方案进行强化管理治疗。

既往史：高血压 10 余年，血压最高达 160/100 mmHg，目前服用 ACEI 治疗，血压欠佳。2 型糖尿病 10 年，应用门冬胰岛素和二甲双胍治疗，血糖控制尚可。高脂血症多年，长期口服他汀类药物治疗。吸烟 30 余年，20 支 / 天，已戒烟。

（2）治疗前检查。

1）查体。身高 169 cm，体重 74 kg，BMI 25.9 kg/m^2。两肺底可闻及湿啰音。心浊音界向左扩大，心尖冲动在左第 5 肋间锁骨中线上，三尖瓣听诊区可以闻及收缩期杂音，P2 亢进分裂，P2 ＞ A2，心包摩擦音，双下肢凹陷性水肿。

2）检查与检验。①（2015 年 3 月 26 日我院）CPET：峰值 $\dot{V}O_2$ 为 1215 mL/min，占预计值 56%，AT 为 873 mL/min、峰值功率 56 W/min。②（2014 年 10 月 30 日某院）心脏 MRI 示左心室陈旧性心肌梗死伴左心功能不全，左心室室壁瘤形成，左心室扩大（60 mm），LVEF 为 20.4%。③心电图示窦性心律，广泛前壁心肌梗死，完全性右束支传导阻滞。④（2014 年 3 月 21 日我院）超声心动图示节段性室壁运动异常，左心室舒张末期前后径 56 mm，左心室收缩功能降低，LVEF 为 35%，肺动脉压力 73 mmHg。（2014 年 11 月 3 日）冠状动脉旁路移植术（coronary artery bypass grafting，CABG）＋二尖瓣成形＋室壁瘤切除术后，节段性室壁运动异常，左心室收缩功能正常低值，LVEF 为 52%，二尖瓣血流未见明显的异常。（2015 年 3 月 25 日）左心增大（舒张末期前后径 59 mm），二尖瓣反流（少量），三尖瓣反流（少量），左心室收缩功能降低（LVEF 为 52%）二尖瓣钙化、二尖瓣轻度狭窄。

（3）个体化精准运动整体方案诊疗过程。患者 2015 年 3 月 24 日开始在 CPET 指导下制定的个体化精准运动强度，60 W/min，1 次／天，开始只能蹬车 4～5 分钟，坚持 2 个月的运动锻炼，蹬车时间可延长至 30 分钟。3 个月后出院回归家庭,在家里购买功率自行车,自觉状态不断好转。2015 年 6 月 2 日 CPET 复查的峰值 $\dot{V}O_2$ 为 1280 mL/min,与 3 月的结果相比提高了 5.1%;AT 为 995 mL/min,提高了 12.3%;峰值功率 65 W/min,提高了 13.8%。随访 4 年余,到目前为止坚持每天运动(60 W/min×30 min/d),服用药物仅减少剂量或种类,但没有停用药物。

为进一步管理血糖血脂和相关药物,患者于 2019 年 4 月 25 日再次入院,进行为期 90 ～ 100 天的强化管理,以实现减停药物的目的。CPET 检查:峰值 $\dot{V}O_2$ 为 1326 mL/min,AT 为 905 mL/min。5 月 1 日佩戴了连续血糖仪,观察血糖动态变化 4 天后佩戴连续逐搏血压计监测 1 晚,于 5 月 6 日进行运动强度滴定(强度 90 W/min×30 min,上、下午各 1 次),晚上完成连续逐搏血压监测,综合分析血压、心率、心电及血糖各方面指标,显示变化无明显异常后为其制定了该强度下 2 次 / 天的运动频次,运动 2 周后在连续血压和连续血糖监测的基础上观察运动反应,将运动频次提升至 3 ～ 4 次 / 天,具体实施中运动 3 次 / 天已有明显疲劳感,从而确定频次为 3 次 / 天。再次强化管理 2 周后,患者 3 次 / 天的运动已无明显疲劳感。在连续血糖监测 3 天后,于 6 月 3 日在动态血糖监测下开始对使用十数年的胰岛素进行减量(从 14 U、2 次 / 天,降至 6 U、2 次 / 天),继续持续强化运动 10 天,血糖完全在管控范围内,再次计划将胰岛素用量降为 2 U、2 次 / 天,由于 2 U 剂量胰岛素分割困难,6 月 12 日直接停用胰岛素,继续监测血糖动态变化至 6 月 15 日,期间血糖完全在可管控范围，继续停用胰岛素。计划 6 周运动中期评估后停用口服数十年的多种降糖药，以实现慢病异常指标无药物回归和维持正常的状态。目前强化运动整体管理正在进行中。

（4）讨论。患者有高危因素，抽烟 30 余年，患有高血压、高血脂、高血糖等，其妻子是医生，严格按照指南进行药物治疗，血液指标都在理想的控制范围内，但是意外还是发生了。由此需要反思：我们的指南对吗？为什么严格按照指南管理的患者，依然会发生意外？在心肌梗死发生后，救治是及时、有效的，但是患者的整体状态每况愈下，以至于不能够坚持工作，影响正常生活。患者是抱着尝试的态度来接受笔者的管理，对于笔者来说，让这样一例危重患者来做运动，也是一个冒险的行为，幸好患者及家属同意一起来实践。患者对室性期前收缩特别敏感，出现 1 次期前收缩就顾虑重重，运动后的 5 ~ 7 天后，其感到体力明显增强，上、下楼可以走楼梯了，步行距离较前明显增加，发生低血糖的次数较前减少。12 周的强化管理顺利完成，60 W/min 功率的自行车可以一气蹬完，降糖药物的用量减少了，患者心情开朗了很多。患者回家后坚持每天运动，每半年来医院做 1 次评估，没有再次住院，不但能够正常生活，还可以干一些体力活。

心脏是患者最薄弱环节，然而在精准适度的运动中，不仅恢复的是心脏，还在强化着心脏和其他器官的协调运转，使人体整体功能得到改善。患者在家庭的运动一直没有中断，证明只要坚持运动，强化管理的效果不但能够维持，还可以随着时间进一步提高，由于患者是早期进入强化管理的，所以当时没有调整药物的方案，第2次住院进行3个月强化管理时，根据运动和血糖、血脂的关系进行运动强度和频次的优化管控，争取血糖、血脂稳定的前提下，减少甚至于停止所有相关药物。

19.6 案例6

劳力性心绞痛，冠状动脉开口处90%的狭窄的多支病变，拒绝接受搭桥手术，通过个体化精准运动整体方案回归基本正常的健康生活，随访至今无明显不适基本正常。

（1）病例简介。患者郭×，男，63岁，军人，爱好运动。自2015年开始出现明显胸闷、气短、胸骨后轻微疼痛，疼痛性质描述不清，每次持续约0.5小时，可自行缓解，发作与活动、进食有关系，平素活动耐力尚可。2016年1月冠状动脉CTA示左冠状动脉分叉处70%的狭窄。诊断为冠心病、劳力性心绞痛、高血压2级（极高危）、高脂血症及双侧颈动脉硬化。冠状动脉造影显示三支病变，冠状动脉开口处90%的狭窄，建议外科手术＋支架治疗，患者拒绝手术治疗，随后辗转我院及北京、上海和南京等多家医院均因患者拒绝手术而告终。2016年4月18日到笔者处了解新理论体系与临床实践相关事宜并讨论其病情，并开始参与治疗。

既往史：高血压20余年，最高160/70 mmHg，口服药物后控制在120/70 mmHg水平。高脂血症多年，口服他汀类降脂药物治疗。无吸烟饮酒史。

（2）治疗前检查。

1）查体。身高 180 cm，体重 90 kg，BMI 为 27.8 kg/m²，双肺未闻及干湿啰音。心尖冲动在左锁骨中线内 0.5 cm，无杂音，双下肢无水肿。

2）检查与检验。①（2016 年 3 月 4 日我院）冠状动脉造影示冠状动脉开口处 90% 的狭窄，LM 远端 60%～70% 狭窄，前降支中段 80% 狭窄，D1 70% 狭窄，D2 70% 狭窄，回旋支近段及中段 80% 狭窄，RCA 中段 50% 狭窄。②实验室检查：糖化血红蛋白高，甘油三酯正常，总胆固醇、高密度脂蛋白、低密度脂蛋白正常偏低。③超声心动图正常。④心电图：安装起搏器之前，窦性心动过缓（心率最低 39 次 / 分）；安装起搏器之后，心率为 55 次 / 分。⑤ X 线检查：双肺纹理偏重，未见实变，主动脉结偏宽，肺动脉段平直，左心室圆隆，心胸比例为 0.48。⑥ CPET：4 月 26 日峰值 $\dot{V}O_2$ 为 1813 mL/min，占预计值 79%，AT 为 946 mL/min。

（3）个体化精准运动整体方案诊疗过程。行运动心肺评估后，制定个体化的精准运动管理，运动滴定强度为 80 W/min，1 次 / 天，5 次 / 周。开始蹬车 4～6 分钟 / 次，若有胸部不适及心绞痛就休息几分钟再继续。仅 1 周后每次蹬车连续时间可延长到 10 分钟左右，心绞痛发作次数逐渐减少。1 个月后可连续蹬车 15 分钟；2 个月后可以蹬车 30 分钟，已经没有胸部不适及心绞痛表现；3 个月后可蹬车 30～40 分钟，完全没有胸部不适及心绞痛的表现。经过门诊强化管理 12 周，过程顺利，在运动时，心绞痛发作次数减少，强化管理结束后，逐渐摸索出游泳、慢跑等非精准功率计同等体力运动。回归工作状态后依然坚持游泳、慢跑等运动管理，目前体力较前明显提高，生活质量提高显著，所用药物只是减量但未停用。强化运动整体管理后 6 个月再次于原造影医院行 CTA 检查，冠心病相关结果没有明显变化；随访至今 3 年余，患者一直坚持感觉比较适度的游泳、慢跑等非精准体力运动，从未再发生心绞痛，也从未再因冠心病、高血压和高血脂而入院治疗。

（4）讨论。患者为中老年男性，平素体健，生活习惯良好。喜欢运动，血脂和血压在服药的情况下控制在理想的状态，然而，并没有能够阻止疾病的进一步发展，仍出现三支病变。笔者认为，与血糖高和血脂高类似，血压高是一种代偿反应，因局部血管狭窄，血供不足，机体为了代偿，增加心排量以保持高的灌注压，缓解局部缺血。反思这个患者心率减慢的事件，可能是因为运动后心肌收缩力增强后，每搏量增加，在相对比较慢的心率就可以维持心输出量，能够满足机体的需要。也有可能是其他药物的综合作用的结果，因为该患者较早被笔者团队进行管理，虽减少药物用量但未停用药物。近期随访时已经对患者发出邀请，再回来个体化精准运动整体方案强化管控 3 个月，争取实现所有血糖、血脂、血压、尿酸异常指标的转归正常基础上的减停药物不反弹，长久维持稳态。

19.7 案例 7

肥胖、高血压、高血脂、高血糖与重度睡眠呼吸暂停，频发室性期前收缩，短阵室性心动过速曾被建议射频消融或安装带植入型心律转复除颤器（implantable cardioverter defibrillator，ICD）的起搏器，强化管理 3 个月全部恢复正常，停用药物后没有反弹，回家弱化管理，随访至今全部正常。

（1）病例简介。患者徐 ××，男，62 岁，退休麻醉科主任医师。在我院因频发室性期前收缩，长期服用美西律治疗，效果一般，行 24 小时动态心电图（Holter）示窦性心律、频发室性期前收缩、短阵室性心动过速，建议行射频消融术或安装带 ICD 的起搏器，患者拒绝。为改善症状，患者要求行个体化精准运动整体方案。

既往史：高血压 40 余年，血压最高达 170/110 mmHg，长期口服 β 受体阻滞剂及 CCB 类药物治疗，血压控制欠佳。高脂血 20 余年，长期口服他汀类药物治疗。吸烟 30 余年，20 支 / 天，戒烟 7 年。饮酒 30 余年，白酒 3 ～ 5 两 / 天，未戒酒。

（2）治疗前检查。

1）查体：身高 175 cm，体重 99 kg，BMI 为 32.3 kg/m^2。

2）检查与检验。① CPET：运动能力轻度受限（峰值 $\dot{V}O_2$ 为 1742 mL/min，占预计值 77%，AT 11.6 mL·min^{-1}·kg^{-1}）。② Holter：窦性心律，频发室性期前收缩，短阵室性心动过速。③连续逐搏血压、睡眠监测：OSAHS。④ 1 个月后复查 CPET：整体功能正常，峰值 $\dot{V}O_2$ 为 2030 mL/min，占预计值 90%，AT 13.8 mL·min^{-1}·kg^{-1}。

（3）个体化精准运动整体方案诊疗过程。2017 年 6 月 2 日开始进行以运动为核心的慢病有效诊疗综合管理，运动滴定强度为 100 W/min，1 ～ 2 次 / 天，5 天 / 周 ×12 周；睡眠管理，夜间佩戴无创呼吸机改善低通气；调整饮食结构，重点是增加新鲜水果、蔬菜、纤维素摄入量；戒烟限酒；以老朋友角度的心理安慰及疏导等。中期 CPET 评估后随着运动耐力的提高，运动功率上调至 110 W/min，2 ～ 3 次 / 天，30 min/ 次。经过 3 个月的管理（其中 2 个月在医院强化管控），血压、血糖、血脂基本恢复正常，减重 > 10 kg，自我感觉显著改善，室性期前收缩明显减少，停用所有的口服药物后没有反弹，各项指标基本正常。目前，仍然继续进行运动、睡眠、饮食等整体综合管理。

（4）讨论。患者有严重 OSAHS，可能是引起疾病的主要因素，如果在治疗策略上治其标而不治其本，就可能会出现"按下葫芦浮起瓢"的现象，睡眠是人体代谢率最低的一种状态，是机体复原和休整的必不可少的过程，我们用呼吸机辅助呼吸解决睡眠的问题，同时又进行精准强度的运动，强化机体各系统之间的协调配合，增强体力，这样就可以正本清源，纲举目张，一切问题都迎刃而解，整个人的整体功能状态都在向良性发展。存在的问题是，患者喜高碳水化合物及高脂饮食，所以体重难以控制。目前体重仍在 100 kg，尽管体重没有回归到标准范围，但是患者危及生命的频发室性期前收缩和短阵室速得到了控制，免去了射频消融和放置体内除颤器，为个人、家庭、社会节约了大笔资金，更加绿色的、根本地解决了健康问题。

19.8 案例 8

多高症与重度睡眠呼吸暂停，强化管理 3 个月全部恢复正常，停用药物没有反弹，回家弱化管理，随访至今基本正常。

（1）病例简介。患者冯××，男，55岁，交警。发现血压升高15余年，长期口服β受体阻滞剂及CCB类药物治疗，血压控制不理想。近年来，自觉白天困倦，影响日常生活；夜间打鼾，鼾声不均匀。

既往史：2型糖尿病病史15年，长期口服降糖药物治疗，血糖控制欠佳。胸部外伤史4年，右侧第8肋骨骨折。

（2）治疗前检查。

1）查体。身高168 cm，体重80 kg。BMI 28.3 kg/m²。心肺查体未见明显异常。

2）检查与检验。① CPET：结果运动能力基本正常（峰值$\dot{V}O_2$为1706 mL/min，占预计值89%，AT为12.9 mL·min⁻¹·kg⁻¹）。②连续逐搏血压、睡眠监测显示患者存在着严重的OSAHS，且在发生低通气时血压明显升高。③血生化检查：空腹血糖增高，血脂正常。

（3）个体化精准运动整体方案强化管理过程。2017年8月3日开始正式进行个体化精准运动为核心的整体方案有效诊疗管理（运动、睡眠、营养、心理、呼吸等），依据CPET结果给出运动强度为80 W/min，2次/天，5天/周×12周，患者依从性好。8月18日患者血糖、血压平稳下降，停用格列苯脲、坎地沙坦。加之夜间辅助无创呼吸机改善睡眠呼吸暂停，1个月后患者的精神状态显著改善，复查生化结果显示血脂正常，空腹血糖7.08 mmol/L，余未见异常。运动健康管理坚持至9月28日，停用所有口服药物。继续强化运动整体管理3个月，血糖、血脂、血压全部维持在正常范围；无创呼吸机和运动成为他生活的日常，体重 72 kg（减重 8 kg）到目前他依旧坚持每天适度强度运动，运动、无创呼吸机成为他生活的日常，体重维持在 74 kg 左右。2019 年 3 月 5 日电话回访，患者已经完全回归工作状态，因为工作性质，运动训练不能继续坚持，目前又重新应用药物治疗。已经建议尽快安排重新开始在医院强化管控。

（4）讨论。血压、血糖、血脂的增高是表征，是我们身体的代偿反应，如果不去寻找原因，一味强行降压、降脂、降糖，那就不是在救火，而是把反映灾情的情报员扣押了。高于正常指标意味着对身体有伤害，应该对因治疗，急则治其标，缓则治其本。这个病例，最根本的是夜间睡眠有问题，再加上职业原因使生活不规律，活动量和强度不足，饮食营养不足且不健康。短期的强化治疗即便是达到了理想的效果，也难以维持长久。这种理想效果的维持，除了个人在整体上全方位管控的坚持，还需要社会和家庭的支持。

19.9 案例 9

数十年多高症、冠心病、脑梗死、极高危高血压等病史，曾拒绝冠状动脉支架和搭桥手术治疗。在 CPET 评估制定个体化精准运动整体方案实施非药物手术为主的血压迅速有效管控，随访至今再无不适。

（1）病例简介。患者刘 ××，男，82 岁。1 年前出现明显加重的胸闷，与活动无关，每次持续数分钟，自行缓解，自测最高血压 198/133 mmHg；外院检测血压 180/110 mmHg，但拒绝了冠状动脉造影指导下行冠状动脉支架与冠状动脉搭桥手术治疗方案。2018 年

10月开始进行非药物手术为主导的慢病有效管控。10月17日以高血压、冠心病入住阜外医院，拟行冠状动脉造影以明确长达十数年的冠心病血管堵塞程度（但不行PCT和搭桥）。但是在进入手术室后，因为患者血压一度高达200/120 mmHg，且拒绝紧急药物降压，只好改行CTA评测冠状动脉情况。高血压3级（极高危），持续性心房颤动，外周动脉粥样硬化，颈动脉斑块、高脂血症，脑梗死。既往史：2型糖尿病20余年，具体治疗不详。高血压、高脂血症多年，未治疗。多发性脑梗死多年，未治疗。

（2）治疗前检查。

1）查体。身高180 cm，体重88 kg，BMI 27.2 kg/m²。双肺未闻及湿啰音，心浊音界、心尖冲动正常范围内。

2）检查与检验。①胸部X线：双肺纹理重，未见实变；主动脉结增宽；肺动脉段平直；左心房室增大为主，心胸比0.55。②心脏超声：双心房增大，左心室增大（44 mm），LVEF为65%。③心电图：心房纤颤，T波改变。④CTA：可见左主干积451分，前降支积834分，前降支的中段为弥漫性钙化为主的混合斑块，局限性管腔狭窄约70%，RCA狭窄50%，回旋支和钝缘支未见狭窄。⑤实验室检查：空腹血糖7.58 mmol/L，甘油三酯2.14 mmol/L，糖化血红蛋白7.5%，尿微量蛋白434.8 mg/L，NT-PROBNP 1412 pg/mL。⑥脉搏波：典型高血压动脉硬化型动脉脉搏波形改变，个体化精准运动30分钟后动脉脉搏波形呈现明显好转的变化趋势。

（3）个体化精准运动整体方案治疗经过。患者高龄，全身多处动脉硬化，冠心病、血压高，拒绝行冠状动脉造影、冠状动脉支架与冠状动脉搭桥手术治疗，但认同整体整合生理学医学新理论体系的理念，选择 CPET 指导个体化精准运动整体方案，以连续逐搏血压监测对高血压有效管控为首选目标、同时考虑使用连续血糖监测以指导对高血糖和高血脂的管控治疗，60 W/min × 30 min。首次运动持续不足 4 分钟患者的血压就有下降的趋势，而后每次运动结束，患者的血压都能降到 150 ～ 160/80 ～ 90 mmHg，并维持 3 小时左右。综合考虑连续逐搏血压监测和连续血糖监测对个体化精准运动强度测试滴定的结果，制定频次为 3 次 / 天，持续个体化精准运动整体方案管理 2 周余，静息时血压基本维持在 140 ～ 160/80 ～ 90 mmHg，自我感觉神清气爽、显著好转，再未出现胸闷等症状，血糖也呈现下降趋势。后因家庭等原因，患者没有做完 12 周的强化治疗，第 3 周购买自行车返回家，进行非精准运动的弱化整体方案管理。随访一直坚持非精准自行车运动和饮食睡眠管理，再未出现胸闷等症状，也没有前往医院就诊，自我感觉良好。

（4）讨论。多发的全身动脉硬化，带来的不是一个系统的损害，所以用单系统的治疗不能解决患者的问题，只有用整体整合的理论，方可能解释和管理这样的患者，这例患者在运动后即刻脉搏波可以出现明显的切迹，这一现象告诉我们，患者的血管弹性自运动后能够得到短暂改善。运动过程让机体发现自身的不足，从而进行自我调节，提高身体最薄弱的环节。

19.10 案例 10

十数年高血压，行强化运动整体方案管理恢复正常，因女儿恋爱造成家庭矛盾，发生精神心理应激，导致高血压再现，经电话进行心理疏导后恢复正常，随访至今完全正常。

（1）病例简介。患者高 ××，男，51 岁，警察。体重超重，工作强度大，精神压力大，平素喜练功夫，无高血糖和高脂血症，发现血压升高十数年，常规服用药物治疗，具体治疗不详。

（2）治疗前检查。

1）查体。身高 176 cm，体重 88 kg，BMI 28.4 kg/m^2，心肺查体未见明显异常。

2）检查与检验结果。① CPET：峰值 $\dot{V}O_2$ 为 2170 mL/min，占预计值 87%，AT 为 1140 mL/min。②睡眠呼吸监测：无明显的低通气，AHI 7.3。

（3）个体化精准运动整体方案治疗过程。心肺运动制定精准负荷的运动，经过滴定后，确定运动强度，运动 30 分钟之后 10 ～ 15 分钟时测量血压下降至比静息状态时还低，降压效果维持时间 6 ～ 7 小时，早、晚各 1 次，经过 1 个多月强化管理，血压回到正常偏低，减量并逐渐停掉药物 2 ～ 3 周，无明显反弹现象。探索适合于本人的回归家庭和社会的弱化管理方式后，退出强化管理，一直随访正常至今。

回归社会家庭后弱化管理期间，在 2 年后的某一天，患者电话告知，血压升高，头晕，睡眠欠佳，询问药物和处理办法。询问生活状况后发现患者因女儿恋爱造成以父女为核心的家庭关系紧张，患者生气、工作紧张、作息不规律、不思饮食，继而造成被控制年余的血压又急剧升高，头昏脑涨，浑身不适。笔者详细地了解事情原委后，对其进行精神心理学方面相关的辅导。当天患者继续锻炼（练功夫），再以中等偏快的速度慢跑 20 ～ 30 分钟，回家后洗澡睡觉，平安入睡，第 2 天精神状态明显好转，血压较前下降，随后血压逐渐回到了正常范围，恢复正常。

（4）讨论。本例是与疾病、药物、运动和血压没有直接关系的个人生活方面的问题，属于精神心理学范畴，但从整体整合生理学医学角度认为精神心理也是人不可分割、不可忽略的功能活动的重要组成部分，没有建议他请教专职的精神心理专家，而是给予心理安慰和疏导之后，立即以中高强度的运动转移患者注意力，迅速入眠充分休息，打断几天来的恶性循环，有效缓解了几天来的紧急状况，使身体自我调整恢复正常。这例患者在运动后血压下降可以维持的时间较长，上午运动结束后，整个下午的血压非常好，甚至低于晚上睡眠的血压，自身感觉也很好。所以每个人的运动频次一定要个性化。

反思：人体是活的有机整体，不仅需要在疾病强化管理时期对患者实施正确的治疗措施，使疾病得到有效转归达到临床治愈，更要对其终生正确管理。本例患者后来发生的状况，若按照现行的各自为政的指南原则，去急诊行针对血压的降压处理和针对焦虑失眠的药物治疗，症状可能会暂时缓解，但绝对不是最优化治疗。

19.11 案例 11

虚弱、劳累、精神心理应急，心搏骤停，详查为心肌致密性不全和儿茶酚胺敏感性室性心律失常，曾被建议安装带 ICD 的起搏器，强化管理 3 个月后整体功能状态和室性心律失常阈值得到显著提高，未安装起搏器在家至今仍然进行病化管理中。

（1）病例简介。患者万 ×，女，24 岁，护士。2018 年 12 月 10 日因连续加班，并有鼻塞流涕症状，自行服用"白加黑"治疗，下夜班后得知父亲心绞痛，情绪悲伤，随即倒地意识丧失，立即行心电图示室颤，予心肺复苏，电除颤（双相 150 J），气管插管，呼吸机辅助通气，后恢复窦性心律伴频发多源性室性期前收缩，经心肺复苏成功苏醒，未留后遗症。出院诊断：心脏骤停复苏成功，儿茶酚胺敏感型室性心律失常，心室纤颤，左心室心肌致密化不全，永存左上腔静脉。出院后康复倍他乐克缓释片 1/2 片，1 次 / 天治疗。

既往史：体健，无任何异常及疾病史。

（2）治疗前检查。

1）查体。身高 170 cm，体重 55 kg，未闻及心脏杂音，心脏叩诊：浊音界大致正常，SPO_2 吸氧前 100%，无双下肢水肿，无肺内湿性啰音。

2）检查与检验。①心电图：频发多源性室性期前收缩。②运动平板试验：2019 年 1 月 31 日结果为儿茶酚胺敏感性室速。2 月 28 日结果为阴性。③ Holter：偶发房性期前收缩，室性期前收缩，部分呈二联律，部分成对，短阵室性心动过速，部分 ST-T 改变，心率变异性（HRV）：SD > 50 毫秒。④超声心动图左心室致密化不全，永存左上腔静脉。⑤ CT 检查示冠状动脉呈右优势型，各支动脉未见狭窄改变；室间隔局部变薄及裂隙样改变左心室肌小梁较细密，考虑为先天发育异常；永存左上腔静脉。⑥ CPET：1 月 24 日结果示峰值 $\dot{V}O_2$ 为 1157 mL/min，占预计值 59%；AT 909 mL/min，运动强度达到 70 W/min 以上心电图出现室性心律失常，一直运动至峰值负荷功率 127.5 W/min。

（3）个体化精准运动整体方案诊疗经过。行粪便、尿液和血生化分析后，根据 CPET 结果指导制定个体化运动整体方案，于 1 月 29 日开始进行精准运动治疗，采用 90 W/min 运动强度进行滴定。根据连续逐搏血压、连续血糖和连续心电图运动前中后的反应，制定 90 W/min 作为治疗功率，制定运动频次为 4 次 / 天。1 月 29 日 8：30 第 1 次运动 30 分钟，期间记录到室性期前收缩 623 次。运动 1 周后回家过年休息。2 月 12 日重新开始进行强化管理，3 月 28 日下午强化训练满 6 周的最后 1 次运动记录到运动 30 分钟，期间室性期前收缩减少至 144 次。3 月 29 日进行中期整体功能状态全面评估，CPET 检查峰值 $\dot{V}O_2$ 较强化运动管理前提升 9.2%，AT 提升 5.8%，运动强度达到 85 W/min 以上心电图出现室性心律失常，一直运动至峰值负荷功率 137.5 W/min。经过中期评估后，根据 CPET 结果将运动强度提升至 100 W/min，4 月 1 日 8：30 在连续逐搏血压监测和连续血糖监测下，滴定 100 W/min 的运动强度，30 分钟发生室性期前收缩 417 次，制定运动频次为 4 次 / 天，再强化运动整体方案管理 1.5 个月。5 月 15 日患者进行管理 3 个月后进行整体功能全面评估，峰值 $\dot{V}O_2$ 较中期评估时再提升 12%，AT 提升 9.9%，运动强度达到 90 W/min 以上心电图出现室性心律失常，一直运动至峰值负荷功率 162.5 W/min。在连续逐搏血压监测和连续血糖监测下，5 月 20 日 8：30 强度 100 W/min 运动 30 分钟，期间发生室性期前收缩 208 次。

但是，与所有其他患者能够显著延长单次运动持续时间的反应显著地不同，该患者在所有 30 分钟持续运动时单次持续的维持时间一直仅保持在 2 ~ 4 分钟，且运动随着时间推移没有出现单次持续时间的显著延长，也进一步证实患者心脏甚至全身都明显呈"虚弱症"化表现。目前，该患者仍然在笔者的指导下接受新一轮强化管理，正在进行中。

（4）讨论。患者年轻女性，连续劳累后身体整体机能状况不佳，抵抗力下降，已有感冒的情况下，一个额外的刺激，引发室颤，心跳呼吸骤停。抢救及时，基本上完全恢复，没有遗留明显后遗症，进一步检查发现存在左心室心肌致密化不全和儿茶酚胺敏感型室性心律失常，但是患者年轻，后续的治疗怎么选择，有的医师建议安装体内带除颤功能的起搏器，这是一个保命的治疗选择，出院建议：药物治疗、全休 3 个月。但 3 个月以后呢？患者很年轻，还未成家生子，左心室心肌致密化不全可能是先天发育、也可能是后天营养不良或两者并存的问题，不能坐以待毙，征得患者的同意，于 1 月 29 日做个体化精准运动整体方案进行强度管控，患者强化运动前几天有疲劳和肌肉酸痛的感觉，1周后赶上春节放假，只是在家人的陪同下稍作适度运动，疲劳和肌肉酸痛的感觉基本消失。2月12日又开始运动治疗，运动状态良好，疲劳和肌肉酸痛感减轻。只有让患者整体功能强大后，才能够承担更大的体力和情绪上的负荷。从整体整合生理学医学新理论概念上发现，无论是左心室心肌致密化不全和儿茶酚胺敏感型室性心律失常，还是呼吸心搏骤停都说明患者身体整体状态的虚弱，属于"虚弱症"。在强化管理方面特别强调补充各种营养素，增加新鲜蔬菜水果纤维素及丰富多样的天然自然产品的摄入，特别是运动强化管理期间热量消耗显著增大，更应该增加摄入量。

笔者从人体整体各系统功能上不可分割的理论考虑，在疲劳的情况下出现这种情况，是说明负荷超过了自己的功能状态，是"虚弱症"功能低下的表现，在连续加班的情况下，受到额外的刺激，超越了机体能够承载负荷的极限。如何提高单脏器功能，同时提高各脏器之间的配合功能，才能得以实现整体功能的提高与加强，才能增加机体健康储备空间，提高室性心律失常的发生阈值。

患者目前居住于无电梯的6层，对于一个心脏结构与功能上的虚弱者是一个很大的挑战。考虑到生活的需要，必须要被训练，而提高其自身功能及全身各系统各脏器之间的配合的整体功能状态，才能减少或避免未来生活当中发生意外（特别是室颤及呼吸心搏骤停）的可能。但是绝对不能参加健身房的训练，更不能参加各种指南指导下的康复强化运动（因为本身就属于指南的运动禁忌证），而且那样的管理危险性确实很高。必须要参加通过整体论指导下的 CPET 客观定量整体功能评估，制定个体化精准运动的强度范围以保障安全有效；然后根据她在上述强度 30 分钟（30 分钟包含运动和休息）的自我感觉及心电血压等功能检测为依据，根据主观意愿来调整运动和休息的时间，根据本人在运动的前、中和后连续血糖和连续逐搏血压、心电、氧饱和度的动态变化情况，决定其运动频次以确保疗效。此外，还必须接受生活方式改变的整体方案的管理。在与家属和患者沟通后，患者同意在春节前接受管理，期间根据患者的情况，在心理和饮食方面进行及时的沟通，实行动静结合、心理、饮食的整体管理方案，包括周末和春节休假期间，只要患者有疑问和困惑，必须得到第一时间的沟通和解释。

患者被安全有效地强化管理 3 个月余，功能状态得到了稳步的提升，在同等运动强度下，室性期前收缩的数量逐渐减少，目前专家们也认为不需要安装 ICD，每天步行上下六楼，日常生活基本上没有安全问题。

由于在前 3 个月进行了强化运动整体管理，虽然使得整体功能状态和室性心律失常发生阈值均显著提高，但是患者在 30 分钟持续运动时单次持续的维持时间一直仅 2～4 分钟，且运动随着时间推移没有出现单次持续时间的显著延长，也进一步证实患者心脏甚至全身都明显呈"虚弱症"化表现。特别是作为年轻的女性患者本人对增加饮食和营养相关管理明显抵触，在前 3 个月强化运动整体管理期间增加多种营养素显著不足，于 5 月 28 日上午专门安排与患者本人、父母及姨夫针对她的饮食营养和后续强化运动整体管理进行近2个小时的专题座谈，再次强调这类"虚弱症"如果要进行实现逆转治疗管理，首先要足量补充各种营养素、增加新鲜蔬菜水果纤维素及丰富多样的天然自然产品的摄入，特别是运动强化管理期间热量消耗显著增大，更应该增加各种饮食与营养的摄入量，以达到营养动态平衡的前提条件，才能提高治疗效果。

目前患者仍然被继续强化运动整体方案管理中。

19.12 案例 12

数十年"虚弱症"与睡眠呼吸暂停问题，强化运动整体管理3个月功能显著提高，但是拒绝睡眠呼吸管理。

（1）病例简介。患者邓××，女，59岁，退休教师。爬2楼即感胸闷气短，平日精神欠佳，曾多次就诊，检查结果未见明显异常，自觉困扰，影响日常生活。初步认为是低代谢、虚弱症。既往史：睡眠欠佳30余年，鼾声不均匀，自大学期间就受同学抱怨"打呼噜而不能同舍"。

（2）治疗前检查。

1）查体。身高163 cm，体重62 kg，BMI 23.3 kg/m^2，心肺查体未见明显异常。

2）检查与检验。①心电图：窦性心动过速。② CPET：峰值 $\dot{V}O_2$ 为1411 mL/min，AT 为793 mL/min。③睡眠监测：OSAHS，AHI 21.1。

（3）个体化精准运动整体方案强化管理过程。2017年10月26日开始接受 CPET 客观评估下的精准运动管理，90 W/min，1～2 次 / 天，到 2018 年 2 月 1 日结束，期间能够每天坚持。心率较开始有所下降，血压还是偏低，运动时血压升高缓慢，升高幅度不大。个体化精准运动强化管理前自觉虚弱、容易疲劳等多种虚弱表现；运动后改变非常明显，自我感觉精神佳。自觉睡眠质量尚好。根据其自述和睡眠呼吸监测结果，笔者用整体论动态平衡理念解释，考虑存在晚上睡眠期间呼吸暂停和低通气造成阶段性低氧，就可以使得机体全身所有细胞处于数十年的相对不足，必然造成各种功能的虚弱，虽经强烈建议但是患者坚持不愿意接受睡眠期间的呼吸机辅助治疗。

讨论：患者体型基本正常，查体大致正常，化验指标也在正常范围内，就是自觉虚弱，上 2 楼即感胸闷气短，心脏结构和功能无明显的异常，CPET 显示心率在运动初始偏快，血压上升缓慢、滞后，可能是造成患者虚弱和易疲劳的因素，患者无长期药物服用史，这一现象发生的原因是什么？据患者自己回忆，在年轻的时候血压不低，随着年龄的增长，血压逐渐降低，有时自测血压低于 90/60 mmHg。患者会主动喝水，很少感到口渴。平常游泳、爬山、打乒乓球，喜欢运动。患者的睡眠低通气明显，血氧饱和度在睡眠中最低降到 86%，睡眠期本该是机体彻底放松和细胞的复原期，能够提升免疫力和修复损伤，如果晚上得不到充足的氧供应，机体的整体功能的复原就会受到影响。

19.13　案例 13

多高症伴睡眠呼吸暂停，冠心病多支架、仍然存在多处病变，认同新理论选择个体化精准运动整体方案管理，管理后机体各项功能显著提高。

（1）病例简介。患者高×，男，37岁，干部。无诱因发作性胸痛2年，疼痛位于心前区，无放射性疼痛，持续数秒，自行缓解。此后，间断发作心前区疼痛，多在体力活动和饱餐后发作，疼痛性质和缓解方式同前。1年前于外院查冠状动脉CT示前降支近段重度狭窄，对角支重度狭窄，RCA近段轻度狭窄。8个月前上述症状在安静状态下及凌晨2：00～3：00亦有发作，坐起后可缓解。半个月前在我院行冠状动脉造影示前降支中段80%～90%狭窄伴弥漫性病变，回旋支近段80%狭窄、中段90%狭窄，RCA近段闭塞。建议冠状动脉搭桥，患者拒绝。2016年7月21日行回旋支支架（1枚）置入及回旋支—第1钝缘支支架（1枚）置入；7月26日行前降支支架（1枚）置入；8月11日以高血压、冠心病、高脂血症收住阜外医院；8月13日冠状动脉造影示RCA 100%堵塞，于RCA—后侧支置入支架各1枚，并于RCA—后侧支行PTCA术，出院后行冠心病二级预防治疗，但仍间断出现胸痛症状。

既往史：吸烟20年，6支/天，未戒烟。高脂血症十数年，未规范治疗。高血压3年，最高210/130 mmHg，口服ARB、CCB等类药物治疗，自述血压控制尚可。患者对青霉素、头孢类抗菌药物和多种食物过敏。无饮酒史。

（2）治疗前检查。

1）查体。身高178 cm，体重105 kg，BMI 33.1 kg/m²。心肺查

体未见明显异常。

2）检查与检验。①血生化：（2016 年 8 月 11 日，我院）血糖 9.74 mmol/L，尿酸 479.72 μmol/L；（2018 年 2 月 2 日，外院）在服用药物的情况下，空腹血糖正常，血脂低于正常值。②（2016 年 8 月 13 日，外院）尿糖（++++），尿中红细胞 6.73 HPF↑。③ B 超：腹部及心脏正常，双侧颈动脉斑块形成，右侧股动脉穿刺部位软组织肿胀，左侧股总、股浅动脉未见明显异常。④ X 线：双肺纹理偏重，未见实变，主动脉结偏宽，肺动脉段平直，左心室圆隆，心胸比 0.51。⑤ CT：冠状动脉平扫，前降支、回旋支、RCA 可见钙化，积 155 分；冠状动脉呈右优势型。提示冠心病，三支病变。⑥ CPET：峰值 $\dot{V}O_2$ 为 1326 mL/min，AT 为 1093 mL/min。⑦睡眠监测：OSAHS，AHI 21.1。

（3）个体化精准运动整体方案强化管控诊疗过程。2018 年 2 月开始心肺运动测试、滴定后的精准运动强度综合管理，由于运动时仍有心绞痛的发生，患者心里有顾虑，不敢运动，经过一段时间的运动康复后，心绞痛较以前明显缓解，后因北京市政府搬迁到通州区办公导致距离远交通不便、工作紧张等原因，没有坚持下来，终止了个体化精准运动整体方案的强化管理。

（4）讨论。患者年轻，正值事业上升期，压力大，经常熬夜，喜欢垃圾食品，多高危因素并存，没有家族遗传因素，动脉病变是全身性的，以心脏血管粥样硬化狭窄为主，可能与不良的生活习惯有关。在遵医嘱药物治疗方面患者依从性很好，但是疾病的进展没有得到有效的遏制。患者在饮食方面几乎全素，低胆固醇、低的高密度脂蛋白对身体是否有益？血红蛋白及血细胞比容降低是否是营养不良的另一种表达？运动时有心前区不适是继续运动，还是降低运动强度？笔者的观点是：在保持安全的情况下继续运动，这样才能够让身体发现自身的不足，再去纠正不足。有利于心脏侧支循环的建立，才能够真正解决心脏供血的问题。

19.14 案例 14

新理论指导 CPET 和个体化精准强度运动整体方案指导人工心脏辅助装置的成功撤除和健康回家。个体化精准运动 11 天共计 20 次，显著提高左心室辅助装置（left ventricular assist devices，LVAD）置入心力衰竭患者自身的心脏及整体功能，实现人工心脏辅助装置的成功撤除，再个体化精准运动 9 天共计 18 次，显著提高整体功能后回家，随访至今再未住院治疗。

（1）病例简介。患者杨 ××，男，25 岁。2017 年 9 月 2 日饮酒后出现右下腹不适，于当地医院检查提示肝功能异常，未做特殊处理；次日出现右下腹疼痛加剧并伴有腹胀、恶心，行腹部 B 超示右下腹管状回声，诊断为阑尾炎，给予抗感染治疗，病情无缓解；9 月 7 日转入当地市人民医院，检查提示肝功能进一步恶化，住院期间出现胸闷、咳嗽、气短、偶有发热；后转入某市传染病医院，排除结核，CT 示心脏肥大，双肺炎症，心包及胸腔积液，少量腹水，诊断为亚急性肝衰竭，经过积极治疗后，病情无缓解；9 月 27 日转入某医院肝病科，心脏彩超提示扩张型心肌病，左右心扩大，二尖瓣、三尖瓣、肺动脉瓣中度反流，左心室收缩功能降低，BNP 3073.00 pg/mL，诊断为扩张型心肌病、心力衰竭，转入重症监护室（intensive care unit，ICU）治疗；9 月 28 日给予静脉—动脉体外膜肺氧合 (veno-arterial extracorporeal membrane oxygenation，VA-ECMO) 辅助治疗，同时给予强心、利尿、抗感染、输血等治疗，患者病情逐渐稳定，因后续可能需要心脏移植，ECMO 辅助治疗 12 天。10 月 11 日以急性病毒性心肌炎、心力衰竭，心功能Ⅳ级（NYHA 分级）收住阜外医院。入院后完善术前检查，纠正上消化道出血后，使用 ECMO 维持以等待合适心脏移植供体未果；10 月 12 日在全麻、低温体外循环下行 LAVD 置入术，撤除 ECMO。

既往史：既往体健，无肝炎、高血压、高脂血症、糖尿病、慢性肾衰、感染性心内膜炎、药物过敏。无冠心病家族史。

（2）治疗前检查。

1）查体。神志清楚，急性痛苦面容，无口唇发绀、颈静脉怒张。两肺呼吸音清晰，未闻及湿性啰音。心尖冲动位于左锁骨中线第 5 肋间隙外 0.5 cm，心率 118 次 / 分，心律齐，左侧心脏杂音：心尖区心前区收缩期Ⅱ级吹风样杂音，右侧心脏杂音未闻及。ECMO 运行正常。腹部饱满，移动性浊音阴性，肋下未触及肝脏，肝静脉回流征阴性，无双下肢水肿、阴囊稍肿胀。

2）检查与检验。①B 超：术前经食道检查示心肌受累，全心扩大，二尖瓣反流（中大量），主动脉瓣二瓣化畸形，主动脉瓣少量反流。心功能降低、心包积液。EF 为 20%，术后即刻二尖瓣、主动脉瓣少量反流，左心室收缩幅度弥漫性减弱，心尖部 LVAD 位置良好。LVAD 植入后第 8 天左心室舒张末径 50 mm，EF 为 40%；植入后第 17 天左心室舒张末径 51 mm，EF 为 43%；植入后第 19 天左心室舒张末径 52 mm，EF 为 45%。LVAD 去除前、植入后第 166 天左心室舒张末径 58 mm，EF 为 40%；去除后第 2 天左心室舒张末径 50 mm，EF 为 60%；去除后 6 天左心室舒张末径 49 mm，EF 为 58%；去除后第 20 天左心室舒张末径 51 mm，EF 为 62%；去除后第 35 天（2018 年 5 月 3 日某医院）主动脉瓣二瓣化畸形、少量反流，左心室、右心室收缩功能正常范围。②实验室检查：氨基酸末端脑钠素前体（NT-proBNP）2017 年 10 月 12 日为 1519 pg/mL，10 月 13 日为 3584 pg/mL，该数值在整个治疗过程中稳中有降，最低是 2018 年 3 月 26 日的 363.1 pg/mL；尿素氮 12.62 mmol/L，尿酸 434.63 μmol/L 一直偏高。③ CPET：2018 年 3 月 1 日峰值 $\dot{V}O_2$ 为 16.2 mL · min^{-1} · kg^{-1} 和 39%pred，AT 为 10.2mL · min^{-1} · kg^{-1} 和 46%pred，峰值心排量 8.01 L/min 和 39%pred；3 月 15 日峰值 $\dot{V}O_2$ 为 17.9 mL · min^{-1} · kg^{-1} 和 43% pred，AT 为 13 mL · min^{-1} · kg^{-1} 和 58%pred，峰值心排量 8.83 L/min 和 43%pred；4 月 17 日峰值 $\dot{V}O_2$ 为 15.5 mL · min^{-1} · kg^{-1} 和 36%pred，AT 为 10.0 mL · min^{-1} · kg^{-1} 和 44%pred，峰值心排量 7.42 L/min 和 36%pred；4 月 27 日峰值 $\dot{V}O_2$ 为 18.7 mL · min^{-1} · kg^{-1} 和 44% pred，AT 为 11.8 mL · min^{-1} · kg^{-1} 和 52%pred，峰值心排量 8.96 L/min 和 44%pred；8 月 10 日峰值 $\dot{V}O_2$ 为 18.9 mL · min^{-1} · kg^{-1} 和 48%pred，

AT 为 11.4 mL · min⁻¹ · kg⁻¹ 和 54%pred， 峰值心排量 10.07 L/min 和 48%pred。2019 年 4 月 1 日峰值 $\dot{V}O_2$ 为 18.6 mL · min⁻¹ · kg⁻¹ 和 52%pred，AT 为 10.0 mL · min⁻¹ · kg⁻¹ 和 53%pred， 峰值心排量 11.15 L/min 和 52%pred；5 月 30 日峰值 $\dot{V}O_2$ 为 21.4 mL · min⁻¹ · kg⁻¹ 和 59%pred，AT 为 11.9 mL · min⁻¹ · kg⁻¹ 和 61%pred， 峰值心排量 12.55 L/min 和 59%pred。

（3）个体化精准运动整体方案强化管理治疗过程。患者接受第 3 代全磁悬浮人工心脏植入后，病情尚稳定。为改善心功能，根据 2018 年 3 月 1 日的 CPET 客观评估结果，指导制定了个体化精准运动方案：功率 70 W/min，时间 30 分钟，2 次 / 天，包括 2 ～ 3 分钟的热身运动和 3 分钟的恢复期；联合睡眠、营养和心理指导，随着患者的体能改善，4 天后调整运动强度为 75 W/min，其他同前。个体化精准运动 11 天 20 次后，3 月 15 日峰值 $\dot{V}O_2$ 提高了 10.5%，峰值功率提高了 14.2%，峰值氧脉搏提高了 12.5%，峰值心排量提高了 10.2%，患者状况显著好转，心功能较前有明显改善，笔者建议撤除人工心脏。3 月 16 日经过专家团队认真讨论后，决定降低人工心脏的转速至最低基础转速，减少人工心脏的做功，逐渐增加患者自身心脏的做功，经过在 CPET 实验室人工心脏停机试验，临床严谨的观察后，决定再次手术取出人工心脏。经过充分的术前准备，在使用人工心脏辅助生存 166 天后，于 3 月 27 日行全麻开胸手术，成功撤除人工心脏，4 月 16 日出院。4 月 17 日再次行 CPET 整体功能评估，根据结果制定方案，滴定运动强度设定为 60 W/min，2 次 / 天，配合整体方案全面管理；运动 9 天共计 18 次后的 4 月 27 日再次进行 CPET 评估，核心指标均提高了 15% ～ 23%。4 月 28 日患者回家，在笔者指导下进行弱化家庭式自我管理，但因为缺少相应设备，无法完成精准个体化运动，功能提升十分有限。8 月 10 日患者回阜外医院复查，体重由出院时的 72 kg 增至 80 kg，峰值 $\dot{V}O_2$ 较 4 月 19 日提升 12.43%，而千克体重 $\dot{V}O_2$ 仅提升 1.07%。

2019 年 4 月 1 日患者进行复查，体重已经增至 90 kg，峰值 $\dot{V}O_2$ 较 2018 年 8 月 10 日提升 9.68%，但每公斤峰值 $\dot{V}O_2$ 反而降低了 1.61%。患者计划 2019 年 10 月结婚，遂在笔者强力动员下再次到北京进行个体化精准运动为核心的整体方案强化管理 90 ～ 100 天，以提升患者自己的整体功能状态，其整体功能状态最后超过峰值 $\dot{V}O_2$ 的 70%pred。

（4）讨论。在尚无合适的供体的紧急情况下，作为心脏移植前的过渡治疗，开胸植入第 3 代全磁悬浮人工心脏，病程的转归否认初始诊断的扩张型心肌病，确诊为病毒性心肌炎。ECMO 人工心脏的植入为治疗病毒性心肌炎赢得时间。但是 25 岁年轻人随后生活怎么办？能否恢复心脏的自主功能？没有经验可借鉴，没有指标可量化。笔者带领团队，进行了一系列的细致而有冒险的尝试，以整体论为依据、CPET 客观定量功能评估制定安全有效的个体化精准运动为核心整体方案，既提高了心脏本身的功能，也加强了心脏和其他器官之间的协调配合功能，使整体功能得以提高，不仅为人工心脏的撤除创造了基础，而且在撤除人工心脏出院后，笔者使用同样理念再迅速提高患者的整体功能，才使得患者顺利回归社会 1 年余无任何异常。

患者回家后每天也坚持步行一万步，甚至更多的步数，但是从复查的结果来看，他的功能状态仅仅维持 1 年前出院时的水平，还因为体重增加，千克体重 $\dot{V}O_2$ 反而下降。只有精准强度的运动才能够在保证安全的前提下提高功能状态。患者正值青壮年，是一生中体力和精力最旺盛的时候，回家一年中又有了女朋友（未婚妻），能否安全地过正常的性生活？能否结婚生子、抚养孩子？这些都是需要思考的问题，如何找到答案，只有看患者自身功能状态在经过科学安全有效的管理下是否能够得到提高，与患者、未婚妻和双方父母亲沟通后，患者愿意接受新一轮的强化管理，目前该患者正在进行新一轮 90～100 天个体化精准运动为核心的整体方案强化管理中，2019 年 5 月 30 日患者在运动 19 天后经 CPET 评估整体功能状态较 2019 年 4 月 1 日提升 11%～16%。

对于所有这些病例，笔者团队会做全生命周期的长期随访，并进行后续报道。

20. 对个体化心脏康复和慢病有效诊疗未来的展望及目前实施心脑血管代谢、肿瘤等慢病防治存在的问题

20.1 对心脏康复和慢病有效诊疗未来的展望

心脏康复并不仅是单独作用于心脏，更是作用于患者整体。要

想正确地认识、理解和执行心脑血管病的整体康复管理，就必须在学习并理解整体整合生理学医学的理论基础上，来认识这个问题，心脏在人体整体中扮演的角色是什么？呼吸循环细胞代谢主轴和消化、吸收、排泄、循环细胞代谢主轴系统及各系统之间以"Y"字形主轴如何整体运转，两个主轴相互影响，O_2 和能量物质需要匹配，才能保持机体的健康；如果 O_2 和能量物质失匹配，会使机体出现功能障碍。人体的功能实现是一体化自主调控的复杂过程，是各系统间复杂交互联系、相互作用、无穷无尽地交织起来的，不可分割的一幅连续动态的立体画面，需要从时间和空间的角度，用整体的、联系的、全面的观点来理解。

心脏康复和慢病管理实际上是一样的，就是人的整体管理，要从运动、吃、喝、拉、撒、睡、药物、心理等全方位、全过程进行管理。其中精准化运动强度的有氧运动是管理的核心，临床医学及其基础科学都必须"以人为本"。特别是近年来，临床广泛开展心肺运动、运动康复、睡眠监测和呼吸治疗等。在心血管病的诊治及预后预测方面，很多呼吸气体交换测定指标显著优于传统循环功能指标。将心、肺、代谢等功能一体化自主调控理论，与以患者为核心的临床医疗实践紧密结合，实现真正的医学"转化"和"整合"，将是未来医学的发展方向。

（1）个体化精准运动为核心。在整体整合生理学医学新理论指导下，临床医疗工作者能从更高的角度上认识精准强度的运动所带来的益处。运动锻炼无论是对正常人，还是心脑血管病、代谢病和呼吸病患者都是有益的。安全有效个体化适度高强度的运动训练，即精准定量运动处方是康复锻炼最重要的组成部分。CPET 是评价运动训练与康复效果的唯一手段。是将心、肺、代谢一体进行整体功能的评估，可以揭示患者或正常人由运动刺激所引起的生理变化，评估患者的运动能力，确定最有利于康复的精准运动强度保证安全前提下，再配合科技进步实现的无创伤或微创伤的连续动态功能指标监测手段，制定个体化精准运动强度实现异常指标有效管控个性化的频次，避免不安全、疗效差和不合理的运动方案造成的机体损伤、不良反应或效果不佳，充分调动及发挥人体功能上的自我调整和自我愈合能力，从而实现慢病异常指标的安全有效管控。这是慢病有效诊疗的核心和重点。

（2）动静结合、主动运动和被动运动结合、个体化精准运动和辅助性运动结合、身心结合和人文及哲学结合的整体方案。运动对于心肺代谢疾病康复及慢病中单项和多项指标增高患者的有效诊疗是必不可少的，但是要保证安全、有效的运动方式，需要 CPET 的评估来制定运动方案，需要在整体论指导下心肺代谢联合一体化调控的理论基础上进一步发展，倡导个体化的精准运动、辅以其他方法的整体方案有效治疗，即用 CPET 客观定量评估人体整体功能状态，指导制定个体化精准运动强度：用连续逐搏血压、连续血糖等功能动态监测，指导制定运动频次为核心，配合传统抗阻训练、气功、八段锦、弹力带等辅助运动，优化药物、器械、手术，禁烟限酒，管理睡眠、健康饮食及精神心理等在内的一体化管理，就能达到对全身功能状态的改善，实现良好的心肺康复，对高血压、糖尿病、高血脂、高尿酸等多高症进行有效的管理，异常指标的有效转归，减停药物无反弹。

整体整合生理学医学新理论体系对代谢调控、各种慢病有了新的认知，从而实现防、治、康、养一体化健康管理模式。近年来随着生活水平的不断提高，工作压力的增加等因素，越来越多的国人出现了"高血压、高血糖、高血脂、高体重"的亚健康甚至疾病状态，而上述问题的根源在于能量的"高摄入、低利用"。从整体整合生理学医学角度看，高血压、高血糖、高血脂和高体重是一组有相同/相似病因、相似发病机制的症候群。代谢是机体生命活动的核心，机体代谢的两个重要的底物是 O_2 和能量物质，以 O_2 和能量物质的调控为核心，构成机体一体化调控的两个主轴。代谢调控的核心是"因需而调"，只有 O_2 和能量物质相匹配才能维持机体代谢状态的正常和稳定。能量物质的储存和释放的调控对于机体健康至关重要。能量物质摄入过多，"供大于求"，储存大于释放，则会使机体陷入"高血糖、高血脂、高体重和高血压"的异常状态。结合起来就是呼吸、血液循环、代谢、营养吸收和神经系统等根据代谢需要进行整合调控，从而实现内环境趋于恒定（人体死亡前永远达不到恒定）。各种病理生理状态更容易通过改变代谢状态来获得确认，这正是 CPET 和睡眠试验能够更早、更容易对多种主要疾病做出诊断的原因。从整体整合生理学医学新理论角度，在治疗上应从能量和多种营养物质的相对需供不平衡致病机制入手，针对能量物质的

"高摄入、低利用"和营养物质的"缺"的根源出发，增加各种天然自然有机动植物的摄入、减少高能物质的摄入，通过个体化精准定量运动增加能量物质的消耗利用，调动发挥人体自我调整和自我愈合的能力。因此，运动对于上述患者是必不可少的，但是要保证安全、有效的运动方式（强度和频次）如何制定，则需要 CPET 的评估来制定运动强度滴定方案，同时通过连续动态功能指标动态变化的监测来制定个体化精准强度运动的频次，从而客观定量精准地实施异常指标有效管控的整体管理方案。

20.2 目前国际、国内实施慢病防治存在的问题

美国作为世界上最富裕的国家，GDP 总量世界排名第一，国家层面的医疗卫生支出高达全国 GDP 总额的 18%，此外还有各慈善福利机构的巨额个人捐助，每个慢病患者的管理费用达到每年过万美金，虽然有很多治疗药物、设备、技术等方面的巨大进步，慢病的发病率也略有下降（近 20～30 年下降了 1/4～1/3），但是慢病的治愈率和有效管控率仍然非常低。以美国为代表的西方医学，在经济相对充足、国家政策支持的情况下都没有能够成功的解决问题，其根本原因就是解决问题的理念、思路和方法不对。

中国虽然是 GDP 总量世界排名第二，但仍然是全世界最大的发展中国家，用于支付医疗卫生的费用有限。如果我们在不够富裕的情况下，仍然沿袭西方国家艰辛探索却没有成功的老路，势必是行不通的。我国现在的的慢病和心血管病发病率还在上升，没有

出现平台期，在人人享有健康的道路上任重道远，必须坚持理论自信、文化自信，以国学整体观、天人合一理念指导开创慢病防治、康养一体化管控的新局面。

20.3 未来中国乃至世界，在整体整合生理学医学新理论指导下实施慢性非传染性疾病防治康养一体化管控的目标和前景展望

目前的医疗卫生专业教育、培训和管理体系是在现代科学技术的还原论、简化论大趋势下，以系统论、器官论、疾病论为主的西方医学体系为主体下建立的，传统的系统生理学和病理生理学已经把整体的人，人为地分隔成孤立的系统、器官和疾病，越大的医院分得越细，各种研究已经深入细化到细胞基因分子的水平，从理论上已经明显偏离了人体功能整体观。患者到医院就医，是被症状导向一个具体的诊室，接触到的是只对某个系统器官和疾病了解的专家，专家们会根据 3～5 分钟的望闻问切诊室信息收集后开出各种化验、检查和其他特殊检测，随后根据检测结果，对于多数病因不明的"原发性"慢病，各种疾病指南可能就导致了只治其标，不能治其本的片面诊治。虽然上述"只见树木不见森林"片面诊疗可以通过召集多学科专家的会诊制度进行多学科会诊来避免，对于各学科专家们观点不同、少数不可避免的出现"鸡说鸡话、鸭说鸭话""驴唇不对马嘴"的各说各话现象。所以，未来的临床医学工作者必须要获得正确的基础理论知识——整体整合生理学医学新理论体系的教育，从根本上树立以人为本的理念、明确人体功能整体一体化调

控的机制与规律，只要有足够时间、空间实施调整人体的自我愈合和自我修复能力，可以使得大多数慢病的指标异常获得有效管控和转归正常。

在经济快速发展和推进的时候，会带来一系列的问题，大多数人生活和工作的压力大增，过度疲劳、焦虑和急躁的情绪不时出现，容易导致更多的精神心理、身体非健康状态和慢性非传染性疾病问题的出现，更需要正确的整体整合生理学医学新理论进一步强化人文科学、精神心理和医疗手段相结合去帮助人们解决问题。

当前，不少人在利益驱动下，不择手段、背弃道德底线，污染空气、土壤、水源，各种蔬菜、水果和食品也相继出现不同程度的污染，从天人合一角度看，所有环境和食品的污染都可能对人体整体生命过程有着不可恢复和遏制的伤害，各种污染对于慢性非传染性疾病的发生有着不可推卸的责任。对于各种污染，一方面是国家政府层面上的严格管理控制；另一方面是个人在充分认识其危害性基础上，严格地坚持健康的生活方式，这对缓解污染甚至遏制污染也是有益的。

国学和中医天人合一的理论是正确的，但是国学及中医学务"虚"等特性，如果没有先进的科学技术和化验诊疗方法手段去进行客观定量评测，就可能会是一个很虚幻的理念。更何况，我们现在的中医和相关学科的内涵很大程度上已经被严重地西化。各个中医药大学的医学教育体系和中医院的临床行医原则及其内部管理结构，也基本上是按照以系统论、器官论和疾病论为主导的现代西方医学体系相似的科室划分和分科诊治管理。除了少数名老中医外，多数中医院中医药医师的行医方式已经不是沿用把人当作一个整体的"纯粹"中医院体系了。我们的中华文化蕴含着无穷的智慧，其所倡导的循序渐进、顾全大局、实事求是、客观公正等理念都被实践证明是有效地解决问题的方法。以科学技术为依据的整体整合生理学医学新理论体系恰是传承和吸收了我们中华文化的整体观、辩证观、义利观的精髓，新时代的中医院，亟须利用该理论，与客观定量功能评估相结合，真正发挥国学和中医学之长处，从而实现真正的中西医结合，从而对慢性非传染性疾病进行"同病异治，异病同治""急则治其标，缓则治其本""标本兼治"的治疗方针在药物使用时运用"君臣佐使"的相关管理方针，最终实现防治康养一体化健康管理，为实现健康中国和创造引领世界的现代新型中西医结合模式而努力。

路线方向对了头，没有会变成有；路线方向不对头，有的会变成没有。失之毫厘，谬之千里，出路在哪里，我们苦苦思索，不断求证，终于得出了以尸体解剖学为基础把人体功能系统化、器官化和疾病化的系统生理学医学理论体系的路线方向完全背离了人体功能不可分割的原则，而我们耗时长达30余年，以时空变化与多维多相信息论和非线性时空调控的复杂控制论相结合，从而颠覆式创立了整体整合生理学医学新理论体系的正确理念，路线方向也是正确的，辅以现在先进科学技术手段实现的人体功能学指标连续动态变化监测，在为数不多的慢病患者异常指标的有效管控和后续终生健康有效管理中，看到了令人惊喜的临床效果。坚持整体整合生理学医学的理论自信，或许这才是实现未来人人健康目标的真正出路。

参考文献

1. 孙兴国. 整体整合生理学医学新理论体系：人体功能一体化自主调控. 中国循环杂志，2013，28（2）：88-92.

2. 孙兴国. 生命整体调控新理论体系与心肺运动试验. 医学与哲学（人文社会医学版），2013，34（3）：22-27.

3. 孙兴国. 服务于人的生命科学和医学工作者必须坚持整体观. 中国应用生理学杂志，2015，31（4）：289-294.

4. 孙兴国. 整体整合生理学医学新理论体系概论Ⅰ：呼吸调控新视野. 中国应用生理学杂志，2015，31（4）：295-301，387.

5. 孙兴国. 整体整合生理学医学新理论体系概论Ⅱ：循环调控新视野. 中国应用生理学杂志，2015，31（4）：302-307.

6. 孙兴国. 整体整合生理学医学新理论体系概论Ⅲ：呼吸循环代谢一体化调控环路中神经体液作用模式. 中国应用生理学杂志，2015，31（4）：308-315.

7. SUN X G，GUO Z Y. New theory of breathing control：a complex model integrates multi-systems. FASEB J，2011，25：A LB634.

8. SUN X G，GUO Z Y. Decreased magnitudes of arterial O_2 and CO_2 oscillation explain Cheyne-Stokes periodic breathing pattern in heart failure patients. FASEB J，2011，25：A847.24.

9. SUN X G. A dynamic model integrates multi-systems for breathing control. Chest/ACCP 2011 conference，Honolulu，2011.

10. 孙兴国. 生命整体调控之整体整合生理学医学新理论. 宁夏医科大学学报，2011，增刊：21.

11. SUN X G，STRINGER W W. Circulatory effects on breath：left ventricle function affects on damping of breathing control signals. Chest/ACCP 2011 conference，Honolulu，2011.

12. SUN X G. Breathing control mechanismⅠ：the trigger of next breath. Respirology，2011，16（Suppl 2）：289.

13. SUN X G. Breathing control mechanism Ⅱ：the original generator of breath rhythm. Respirology，2011，16（Suppl 2）：289.

14. SUN X G. Breathing control mechanism Ⅲ：the integrative mechanism of CNS on breathing control（and circulation control）. Respirology，2011，16（Suppl 2）：241.

15. SUN X G. Breathing control mechanism Ⅳ：new mechanism of obstructive sleep apnea. Respirology，2011，16（Suppl 2）：242-243.

16. SUN X G. Breathing control mechanism V：why sleep apnea appears in patient with cardiovascular diseases？ Respirology，2011，16（Suppl 2）：243.

17. SUN X G. The integrative model of nervous system for new theory of control and regulation of breathing. FASEB J，2012，26：A LB798.

18. SUN X G. Holistic life control and regulation：the theoretical system of holistic physiology. Acta Physiologica Sinca，2012，64（Suppl I）：126.

19. SUN X G. Integrated circulation and respiration in physiology and medicine Ⅰ：why we changed our circulatory structure and function after birth. APS Conference（autonomic regulation of cardiovascular function and diseases），2012.

20. SUN X G. Integrated circulation and respiration in physiology and medicine Ⅱ：why variations of HR，SBP and anatomic tone follow respiratory rhythm. APS Conference（autonomic regulation of cardiovascular function and diseases），2012.

21. SUN X G. Integrated circulation and respiration in physiology and medicine Ⅲ：why HF patients appear oscillatory breathing during sleep and exercise？ APS Conference（autonomic regulation of cardiovascular function and diseases），2012.

22. SUN X G. Integrated circulation and respiration in physiology and medicine Ⅳ：why and how body blood flow redistribution during exercise？ APS Conference（autonomic regulation of cardiovascular function and diseases），2012.

23. SUN X G. Integrated circulation and respiration in physiology and medicine Ⅴ：why and how to increase the cardiac output（CO）during exercise？ APS Conference（autonomic regulation of cardiovascular function and diseases），2012.

24. SUN X G. Cardio-Pulmonary Coupling Ⅰ：ejection fraction effects on initiator signals of next breathing. FASEB J，2012，26：A1148.12.

25. SUN X G. Cardio-Pulmonary Coupling Ⅱ：reduced stroke volume effects on time phase of signals' combination at Integrative Site in CNS. FASEB J，2012，26：A 1148.13.

26. SCHRÖDINGER E. What is life？ Cambridge：Cambridge University Press，1944.

27. WEST J B. Respiratory physiology. People and Ideas. NewYork：American Physiology Society by Oxford UniversityPress，1996：166.

28. 威廉·哈维，著. 心血运动论 // 科学素养文库·科学元典丛书. 田洺，译. 北京：北京大学出版社，2007.

29. HU S S. One-stop hybrid approach for cardiovascular diseases：from conception to practice. Anna ThoracCardiovascSurg，2008，14（6）：345-346.

30. 胡大一. 现代医学发展探寻多学科整合之路. 医学与哲学（人文社会医学版），2009，30（2）：8-9，13.

31. COLLINS F S. Reengineering translational science：the time is right. Sci Transl Med，2011，3（90）：90cm17.

32. HU S S. The surgical and interventional hybrid aera：experiences from China. J Thorac Cardiovasc Surg，2011，141（6）：1339-1341.

33. 世界卫生组织. 2010 世界卫生统计（中文版）. 日内瓦：世界卫生组织，2011.

34. 胡盛寿. 中国心血管病报告 2010. 北京：中国大百科全书出版社，2011：1-4.

35. 樊代明. 整合医学初探. 医学争鸣，2012，3（2）：3-12.

36. 胡盛寿. 中国心血管病报告 2012. 北京：中国大百科全书出版社，2013：1-4.

37. 俞梦孙. 系统生命疾病路线. 医学与哲学（人文社会医学版），2013，34（3）：1-5.

38. 樊星，杨志平，樊代明. 整合医学再探. 医学与哲学（人文社会医学版），2013，34（3）：6-11.

39. 陈可冀，刘玥. 临床医学本来就是整体. 医学与哲学（人文社会医学版），2013，34（3）：12-13.

40. 杜治政. 医学的转型与医学整合. 医学与哲学（人文社会医学版），2013，34（3）：14-18.

41. 胡盛寿，张浩. 从整合医学视角看心血管学科未来发展. 医学与哲学（人文社会医学版），2013，34（3）：19-21.

42. 谭晓越，孙兴国. 从心肺运动的应用价值看医学整体整合的需求. 医学与哲学（人文社会医学版），2013，34（3）：28-31.

43. 樊代明. 医学与科学. 医学争鸣，2015，6（2）：1-19.

44. SUN X G，HANSEN J E，BESHAI J F，et al. Oscillatory breathing and exercise gas exchange abnormalities prognosticate early mortality and morbidity in heart failure. J Am Coll Cardiol，2010，55（17）：1814-1823.

45. SUN X G，HANSEN J E，STRINGER W W. Oxygen uptake efficiency plateau（OUEP）best predicts early death in heart failure. Chest，2012，141（5）：1284-1294.

46. SUN X G，HANSEN J E，OUDIZ R J，et al. Gas exchange detection of exercise-induced right-to-left shunt in patients with primary pulmonary hypertension. Circulation，2002，105（1）：54-60.

47. SUN X G，HANSEN J E，OUDIZ R J，et al. Exercise pathophysiology in patients with primary pulmonary hypertension. Circulation，2001，104（4）：429-435.

48. SUN X G，HANSEN J E，OUDIZ R，et al. Pulmonary function in primary pulmonary hypertension. J Am Coll Cardiol，2003，41（6）：1028-1035.

49. SUN X G，HANSEN J E，GARATACHEA N，et al. Ventilatory efficiency during exercise in healthy subjects. Am J Respir Crit Care Med，2002，166（11）：1343-1348.

50. SUN X G，HANSEN J E，TING H，et al. Comparison of exercise cardiac output by the fick principle using O_2 and CO_2. Chest，2000，118（3）：631-640.

51. SUN X G，HANSEN J E，STRINGER W W，et al. Carbon dioxide pressure-concentration relationship in arterial and mixed venous blood during exercise. J Appl Physiol（1985），2001，90（5）：1798-1810.

52. SUN X G, LEE C. The second gas effect is not statistically valid-response. Anesth Analg, 2002, 94: 765-766.

53. SUN X G, SU F, SHI Y, et al. The "second gas effect" is not a valid concept. Anesthesia Analgesia, 1999, 88: 188-192.

54. SUN X G, HANSEN J E, STRINGER W W. Oxygen uptake efficiency plateau (OUEP): physiology and reference value. Eur J Appl Physiol, 2012, 112 (3): 919-928.

55. WASSERMAN K, SUN X G, HANSEN J E. Effect of biventricular pacing on the exercise pathophysiology of heart failure. Chest, 2007, 132 (1): 250-261.

56. HANSEN J E, SUN X G, YASUNOBU Y, et al. Reproducibility of cardiopulmonary exercise gas exchange parameters in patients with pulmonary arterial hypertension. Chest, 2004, 126 (3): 816-824.

57. HANSEN J E, SUN X G, STRINGER W W. A useful, innovative, and visual method to quantify heart failure. J Am Heart Assoc, 2012, 1 (3): e001883.

58. TING H, SUN X G, CHUANG M L, et al. A noninvasive assessment of pulmonary perfusion abnormality in patients with primary pulmonary hypertension. Chest, 2001, 119 (3): 824-832.

59. ROSS R M. ATS/ACCP statement on cardiopulmonary exercise testing. Am J Respir Crit Care Med, 2003, 167 (10): 1451.

60. ANGELI F, REBOLDI G, TRAPASSO M, et al. European and US guidelines for arterial hypertension: similarities and differences. Eur J Intern Med, 2019, 63: 3-8.

61. FARRER O, YAXLEY A, WALTON K, et al. A scoping review of best practice guidelines for the dietary management of diabetes in older adults in residential aged care. Prim Care Diabetes, 2019, 13 (4): 293-300.

62. 中华医学会糖尿病学分会. 中国 2 型糖尿病防治指南（2017 年版）. 中国实用内科杂志, 2018, 38 (4): 292-344.

63. KRAMER HJ, TOWNSEND R R, GRIFFIN K, et al. KDOQI US Commentary on the 2017 ACC/AHA Hypertension Guideline. Am J Kidney Dis, 2019, 73 (4): 437-458.

64. 李静, 范利, 华琦, 等. 中国老年高血压管理指南 2019. 中华老年多器官疾病杂志, 2019, 18 (2): 81-106.

65. JIA W, WENG J, ZHU D, et al. Standards of medical care for type 2 diabetes in China 2019. Diabetes Metab Res Rev, 2019, 35 (6): e3158.

66. No authors listed. NewsCAP: the ADA issues new standards of medical care in diabetes. Am J Nurs, 2019, 119 (4): 15.

67. GUAZZI M, ADAMS V, CONRAADS V, et al. EACPR/AHA Joint Scientific Statement. Clinical recommendations for cardiopulmonary exercise testing data assessment in specific patient populations. Eur Heart J, 2012, 33 (23): 2917-2927.

68. LONG L，ANDERSON L，DEWHIRST A M，et al. Exercise-based cardiac rehabilitation for adults with stable angina. Cochrane Database Syst Rev，2018，2：CD012786.

69. MARZOLINI S，SARIN M，REITAV J，et al. Utility of screening for obstructive sleep apnea in cardiac rehabilitation. J Cardiopulm Rehabil Prev，2016，36（6）：413-420.

70. LE GRANDE M R，NEUBECK L，MURPHY B M，et al. Screening for obstructive sleep apnoea in cardiac rehabilitation：a position statement from the Australian Centre for Heart Health and the Australian Cardiovascular Health and Rehabilitation Association. Eur J Prev Cardiol，2016，23（14）：1466-1475.

71. 原慧萍，杨泽，史晓红. 老年人糖尿病前期干预指南. 中国老年保健医学，2018，16（3）：23-24.

72. 中国医师协会外科医师分会肥胖和糖尿病外科医师委员会. 中国肥胖和2型糖尿病外科治疗指南（2014）. 糖尿病临床，2014，8（11）：499-504.

73. 马麟麟. 中国器官移植受者的高血压诊疗指南（2015版）. 实用器官移植电子杂志，2016，4（5）：258-265.

74.《中国高血压基层管理指南》修订委员会.《中国高血压基层管理指南》（2014年修订版）. 临床荟萃，2015，30（7）：725-744.

75. 诸骏仁，高润霖，赵水平，等. 中国成人血脂异常防治指南（2016年修订版）. 中国循环杂志，2016，31（10）：937-953.

76.《血脂异常合理用药指南》第2版在京发布. 中国医学前沿杂志（电子版），2019，11（1）：82.

77. 国家卫生计生委合理用药专家委员会，中国药师协会. 冠心病合理用药指南（第2版）. 中国医学前沿杂志（电子版），2018，10（6）：1-130.

78. 中国成人血脂异常防治指南制订联合委员会. 中国成人血脂异常防治指南. 中华心血管病杂志，2007，35（5）：390-419.

79. 蔡德鸿，张桦. 2型糖尿病血脂紊乱治疗指南. 继续医学教育，2005（11）：30-31.

80. WASSERMAN K，BEAVER W，SUN X G，et al. Regulation of arterial H+ during exercise. Respir PhysiolNeurobiol，2011，178（2）：191-195.

81. YANG-TING S，ABOULHOSN J，SUN X G，et al. Effects of pulmonary vasodilator therapy on ventilatory efficiency in adults with Eisenmenger syndrome. Congenit Heart Dis，2011，6（2）：139-146.

82. HANSEN J E，ULUBAY G，CHOW B F，et al. Mixed-expired and end-tidal CO_2 distinguish between ventilation and perfusion defects during exercise testing in patients with lung and heart diseases. Chest，2007，132（3）：977-983.

83. TAN X，YANG W，GUO J，et al. Usefulness of decrease in oxygen uptake

efficiency to identify gas exchange abnormality in patients with idiopathic pulmonary arterial hypertension. PLoS One, 2014, 9 (6): e98889.

84. ZHANG Y, SUN X G, YANG W L, et al. Inspiratory fraction correlates with exercise capacity in patients with stable moderate to severe COPD. Respir Care, 2013, 58 (11): 1923-1930.

85. ZHANG H L, LIU Z H, WANG Y, et al. Acute responses to inhalation of iloprost in patients with pulmonary hypertension. Chin Med J (Engl), 2012, 125 (16): 2826-2831.

86. HANSEN J E, SUNX G, ADAME D. Argument for changing criteria for bronchodilator responsiveness.Respir Med, 2008, 102 (12): 1777-1783..

87. HANSEN J E, SUNX G. Spirometric criteria for airway obstruction: use percentage of FEV_1/FVC ratio below the fifth percentile, not < 70%. Chest, 2007, 131 (2): 349-355.

88. HANSEN J E, SUNX G. Ethnic- and sex-free formulae for detection of airway obstruction. Am J Respir Crit Care Med, 2006, 174 (5): 493-498.

89. HANSEN J E, SUNX G. Discriminating measures and normal values for expiratory obstruction. Chest, 2006, 129 (2): 369-377.

90. OUDIZ R J, BARST R J, HANSEN J E, et al. Cardiopulmonary exercise testing and six-minute walk correlations in pulmonary arterial hypertension. Am J Cardiol, 2006, 97 (1): 123-126.

91. YASUNOBU Y, OUDIZ R J, SUN X G, et al. End-tidal PCO_2 abnormality and exercise limitation in patients with primary pulmonary hypertension. Chest, 2005, 127 (5): 1637-1646.

92. CHUANG M L, TING H, OTSUKA T, et al. Muscle deoxygenation as related to work rate. Med Sci Sports Exerc, 2002, 34 (10): 1614-1623.

93. SHI X, GUO J, GONG S, et al. Oxygen uptake is more efficient in idiopathic pulmonary arterial hypertension than in chronic thromboembolic pulmonary hypertension. Respirology, 2016, 21 (1): 149-156.

94. GUO J, ZHENG C, XIAO Q, et al. Impact of anaemia on lung function and exercise capacity in patients with stable severe chronic obstructive pulmonary disease. BMJ Open, 2015, 5 (10): e008295.

95. 孙兴国, 代雅琪, 张也, 等. 心肺运动试验终止指征: 85% 最大预计心率及特定收缩压界值的探讨. 中国全科医学, 2018, 21 (30): 3672-3679.

96. 慈政, 孙兴国, 代雅琪, 等. 心肺运动试验终止指征: 峰值呼吸交换率值的探讨. 中国全科医学, 2018, 21 (30): 3680-3686.

97. 费家玥, 孙兴国, 于辉, 等. 功率递增速率影响正常人心肺运动试验峰值呼吸交换率的初步观察研究．中国全科医学，2018，21（30）：3687-3692.

98. 李浩，孙兴国，张也，等．个体化精准恒定功率运动前、后慢病患者脉搏波波形特征改变初步分析．中国全科医学，2018，21（30）：3665-3671.

99. 张也，孙兴国．人体各系统功能一体化自主调控．中国老年保健医学，2018，16（4）：65-67.

100. 夏蕊，孙兴国，黄燕．心肺运动试验中通气效率在心肺疾病中的应用．中国老年保健医学，2018，16（4）：70-73.

101 郝璐，孙兴国，谢友红．新理论体系指导心肺运动试验的正确判读与临床应用．中国老年保健医学，2018，16（4）：68-69.

102. 邓维，孙兴国，郭志勇，等．心肺运动试验定量评估 PCI 前后心肺功能的临床研究．重庆医科大学学报，2019，5：668.

103. 武亮，董继革，孙兴国，等．中国社区心肺康复治疗技术专家共识．中国老年保健医学，2018，16（3）：41-51，56.

104. 张振英，孙兴国，席家宁．心肺运动试验整体功能检测在慢性心力衰竭患者心脏运动康复中的应用研究进展．中国全科医学，2016，19（35）：4295-4301.

105. 张振英，孙兴国，席家宁，等．心肺运动试验制定运动强度对慢性心力衰竭患者心脏运动康复治疗效果影响的临床研究．中国全科医学，2016，19（35）：4302-4309.

106. 尚广配，孙兴国，谭晓越，等．重度心力衰竭患者心肺运动试验安全性和可行性分析．中国全科医学，2016，19（35）：4310-4315.

107. 葛万刚，孙兴国，刘艳玲，等．心肺运动试验精准制定个体化适度强度运动康复处方治疗高血压的疗效研究．中国全科医学，2016，19（35）：4316-4322.

108. 吴浩，孙兴国，顾文超，等．心肺运动试验计算个体化目标心率指导男性慢性阻塞性肺疾病患者运动康复的效果观察．中国全科医学，2016，19（35）：4323-4327.

109. 代雅琪，孙兴国，STRINGER W W，等．心肺运动终止试验血压值的标准设定探讨．中国医药导报，2016，13（29）：94-98.

110. 王萌，王古岩，孙兴国，等．心肺运动试验评估麻醉手术危险性的研究进展．中国全科医学，2016，19（23）：2869-2872.

111. 黄静涵，陆敏杰，孙兴国，等．心肌淀粉样变心电学特征研究．中国循环杂志，2016，31（6）：596-600.

112. 张振英，孙兴国，席家宁，等．心肺运动试验在慢性心力衰竭患者高强度个体化运动康复处方制定和运动康复效果评估中的作用研究．中国全科医学，2016，19（17）：2061-2067.

113. 郭志勇，孙兴国，刘方，等．心肺运动试验评估胸腔闭式引流术治疗胸腔积液患者整体功能变化的临床研究．中国全科医学，2016，19（17）：2053-2060.

114. 孙兴国, 郭志勇, 刘方, 等. 心肺运动试验评估心脏瓣膜置换术治疗心脏瓣膜疾病患者整体功能变化的临床研究. 中国全科医学, 2016, 19 (17): 2038-2045.

115. 孙兴国, HIGHTOWER C, 刘方, 等. 心肺运动试验评价食管癌患者化疗后整体功能变化的临床研究. 中国全科医学, 2016, 19 (17): 2046-2052.

116. 孙兴国, MAO S S, BUDOFF M J, 等. 建立正常人肺血管容量的无创精确测量方法的初步报告. 中国应用生理学杂志, 2015, 31 (4): 326-329, 392.

117. 孙兴国, MAO S S, BUDOFF M J, 等. 正常人每搏输出量与肺静脉血管容量和左心房容量的相关关系的探讨. 中国应用生理学杂志, 2015, 31 (4): 337-340.

118. 尹希, 孙兴国, STRINGER W W, 等. 代谢、血液碱化和纯氧影响呼吸调控的人体实验研究 I: 运动试验. 中国应用生理学杂志, 2015, 31 (4): 341-344, 348, 388-389.

119. 孙兴国, STRINGER W W, 尹希, 等. 代谢、血液碱化和纯氧影响呼吸调控的人体实验研究 II: 血液碱化后运动试验. 中国应用生理学杂志, 2015, 31 (4): 345-348, 390-392.

120. 孙兴国, STRINGER W W, 尹希, 等. 代谢、血液碱化和纯氧影响呼吸调控的人体实验研究 III: 血液碱化后纯氧运动试验. 中国应用生理学杂志, 2015, 31 (4): 349-352, 356, 393-395.

121. 孙兴国. 从整体整合生理学医学新理论看弥散功能: D_LCO 解读中的误区. 中国应用生理学杂志, 2015, 31 (4): 353-356.

122. 孙兴国. 心肺运动试验的规范化操作要求和难点: 数据分析图示与判读原则. 中国应用生理学杂志, 2015, 31 (4): 361-365, 396-398.

123. 孙兴国. 更为强化心肺代谢等整体功能的心肺运动试验新 9 图图解. 中国应用生理学杂志, 2015, 31 (4): 369-373, 399-400.

124. 孙兴国, 姚优修, 李军, 等. 人体动脉血气信号波浪式变化及连续动脉逐搏取血血气分析方法的建立. 中国应用生理学杂志, 2015, 31 (4): 316-321.

125. 姚优修, 孙兴国, 李军, 等. 心力衰竭患者动脉血气波浪式变化及其幅度降低的初步实验证据. 中国应用生理学杂志, 2015, 31 (4): 322-325, 340.

126. 谢思欣, 孙兴国, 王芙蓉, 等. 心源性睡眠呼吸异常: 心力衰竭患者睡眠期间陈—施呼吸机制探讨的初步报告. 中国应用生理学杂志, 2015, 31 (4): 329-331.

127. 卢志南, 孙兴国, MAO S S, 等. 正常人左心室功能指标的参考值及其预计公式的初步研究报告. 中国应用生理学杂志, 2015, 31 (4): 332-336.

128. 张雪梅, 孙兴国, PIERGIUSEPPE A, 等. 心源性运动呼吸异常: 心力衰竭患者运动期间波浪式呼吸的临床观察. 中国应用生理学杂志, 2015, 31 (4): 365-368.

129. 刘艳玲, 孙兴国, 高华, 等. 心肺运动指导个体化心力衰竭患者康复的初步总结报告. 中国应用生理学杂志, 2015, 31 (4): 374-377.

130. 郑宏超, 丁跃有, 孙兴国, 等. 经皮冠状动脉腔内血管成形术改变稳定性冠心病患者整体功能的临床研究. 中国应用生理学杂志, 2015, 31 (4): 378-382.

131. 吴浩，孙兴国，顾文超，等.功率自行车下肢亚极量运动对慢性阻塞性肺疾病康复影响的临床报告.中国应用生理学杂志，2015，31（4）：382-384.

132. 杨洁，侯翠红，刘周英，等.心电图异常对预测扩张型心肌病致慢性心力衰竭患者的预后意义.中国循环杂志，2016，31（3）：218-222.

133. 陈志高，孙兴国，黄洁.心力衰竭相关异常呼吸的新机制、临床意义及治疗策略.中国循环杂志，2015，30（11）：1128-1130.

134. 黄静涵，孙兴国，赵世华，等.比较心电图与超声心动图及磁共振成像诊断致心律失常性右心室心肌病的特征及诊断意义.中国循环杂志，2013，28（5）：330-333.

135. 孙兴国，庞军.非 ST 段抬高急性冠状动脉综合征危险分层.心电与循环，2013，32（5）：355-361，372.

136. 孙兴国.运动心肺功能鉴别心源性呼吸困难.中国实用内科杂志，2013，33（S1）：12-13.

137. 孙兴国，谭晓越，唐熠达，等.冠心病患者心肺运动功能检查特征性改变及其临床意义初步分析.中国实用内科杂志，2013，33（S1）：31-32.

138. 何佳，谭晓越，黄洁，等.慢性心力衰竭患者心肺运动功能检查临床意义及其特征性改变初步分析.中国实用内科杂志，2013，33（S1）：64.

139. 谭晓越，孙兴国，柳志红，等.肺动脉高压患者心肺运动功能检查的特征性改变及其临床意义初步分析.中国实用内科杂志，2013，33（S1）：65.

140. 孙兴国，谭晓越，张健，等.慢性心力衰竭患者肺功能检查的临床意义及其特征性改变的初步分析.中国实用内科杂志，2013，33（S1）：69-70.

141. 谭晓越，柳志红，孙兴国，等.肺动脉高压患者肺功检查的特征性改变及其临床意义的初步分析.中国实用内科杂志，2013，33（S1）：70.

142. 马莉，孙兴国，王立清，等.瓣膜病患者肺功能特点检查的特征性改变及其临床意义的初步分析.中国实用内科杂志，2013，33（S1）：71.

143. 杨晶晶，李守军，孙兴国，等.先天性心脏病肺功能检查的特征性改变及其临床意义的初步分析.中国实用内科杂志，2013，33（S1）：71-72.

144. 吴常伟，刘锦铭，杨文兰，等.运动试验中摄氧效率与稳定期慢性阻塞性肺疾病患者运动耐力相关性研究.中国实用内科杂志，2013，33（S1）：32.

145. 谷磊，武亮，孙兴国，等.不同强度有氧训练对脑卒中患者个体化心肺功能恢复的意义.中华保健医学杂志，2020，22（1）：38-41.

146. 张也，孙兴国，郝璐，等.Max 试验验证个体化症状限制性心肺运动试验为最大极限运动临床研究.中国全科医学，2019，22（20）：2441-2447，2454.

147. 谷磊，武亮，孙兴国.定量评估有氧训练对老年脑卒中偏瘫病人心肺功能的影响.实用老年医学，2019，33（2）：149-152.

148. 王晓东，谢友红，孙兴国，等.心肺运动试验精准制定个体化强度运动处方对代谢综合征患者心肺功能的影响.中国运动医学杂志，2019，38（1）：3-9.

149. 张振英，王立中，席家宁，等 . 运动锻炼为核心的家庭心脏康复项目对慢性心衰竭患者康复治疗效果影响的临床研究 . 中国心血管病研究，2019，17（8）：709-714.

150. 胡小松，杨克明，李守军，等 . 成年患者全腔静脉肺动脉连接术后运动耐量及生活质量研究 . 中华胸心血管外科杂志，2017，33（8）：486-489，506.

151. ZHANG Y，JIANG Z，QI L，et al. Evaluation of cardiorespiratory function during cardiopulmonary exercise testing in untreated hypertensive and healthy subjects. Front Physiol，2018，9：1590.

152. ZHANG Y，QI L，XU L，et al. Effects of exercise modalities on central hemodynamics，arterial stiffness and cardiac function in cardiovascular disease：systematic review and meta-analysis of randomized controlled trials. PLoS One，2018，13（7）：e0200829.

153. GUO J，SHI X，YANG W，et al. Exercise Physiology and pulmonary hemodynamic abnormality in ph patients with exercise induced venous-to-systemic shunt. PLoS One，2015，10（4）：e0121690.

154. SHI X，GUO J，GONG S，et al. Oxygen uptake is more efficient in idiopathic pulmonary arterial hypertension than in chronic thromboembolic pulmonary hypertension. Respirology，2016，21（1）：149-156.

155. GUO J，ZHENG C，XIAO Q，et al. Impact of anaemia on lung function and exercise capacity in patients with stable severe chronic obstructive pulmonary disease. BMJ Open，2015，5（10）：e008295.

156. Tan X，Yang W，Guo J，et al. Usefulness of decrease in oxygen uptake efficiency to identify gas exchange abnormality in patients with idiopathic pulmonary arterial hypertension. PLoS One，2014，9（6）：e98889.

157. 胡小莹，乔树宾，孙兴国，等 . 肥厚型心肌病患者症状与运动病理生理学指标相关性的初步研究 . 中国循环杂志，2020，35（8）：744-749.

158. 陈淑娟，刘锦铭，孙兴国 . 肺栓塞患者的摄氧效率与运动耐力的相关性 . 临床与病理杂志，2020，40（7）：1713-1719.

159. 郝璐，孙兴国，宋雅，等 . 单次个体化运动治疗对慢病患者脉搏波重搏波波形的影响 . 中华高血压杂志，2020，28（6）：544-551.

160. 朱世立，谢友红，黄玮，等 . 个体化适度运动改善肺动脉高压患者心肺功能的效果 . 中国康复理论与实践，2020，26（4）：479-486.

附 心肺运动试验常用缩略语(symbols and abbreviations)

缩略词	中文	英文
$\Delta \dot{V}O_2/\Delta W$	伴随做功功率增大的摄氧量增加速率，或称功率摄氧量功率	the increase in oxygen uptake response to simultaneous increase in work rate
$[H^+]a$	动脉血氢离子浓度	arterial hydrogen-ion concentration
$[Hb]a$	动脉血血红蛋白浓度	hemoglobin concentration of arterial blood
$[HCO3^-]a$	动脉血碳酸氢根离子浓度	arterial blood bicarbonate-ion concentration
$[Lactate]a$	动脉血乳酸浓度	arterial blood lactate concentration
ABG	动脉血气，主要指标包括 PaO_2、SaO_2、$PaCO_2$、pH 值和乳酸水平	arterial blood gas
AT	无氧阈	anaerobic threshold
BF（f）	呼吸频率，亦可简称 f（breath/min）	breath frequency，i. e. respiration rate
BMI	体重指数	body mass index
BR	呼吸储备	breath reserve
BSA	体表面积	body surface area

缩略词	中文	英文
BTPS	体温与（大气）压力饱和度	body temperature and pressure saturated
CO/VA	肺通气/血流比值，是通气灌注比（ventilation/perfusion ration，VA/Q）的倒数	cardiac output/ventilation
CO	心输出量	cardiac output
CPET	心肺运动试验	cardiopulmonary exercise testing
CTA	心脏CT造影图像	cardiac computed tomographic angiography
CI	心脏指数	cardiac index
CTD	胸腔闭式引流术	closed thoracic drainage
CVP	中心静脉压	central venous pressure
DAP	动脉舒张压，也简称舒张压（diastolic blood pressure，DBP）	diastolic artery blood pressure
D_LCO	肺一氧化碳弥散量（能力）	diffusing capacity of the lung for carbon monoxide
D_M	肺泡毛细血管膜弥散量（能力）	diffusing capacity of the alveolar capillary
EDV	舒张末期容积	end-diastolic volume
EF	射血分数	ejection fraction
$EQCO_2$，$\dot{V}_E/\dot{V}CO_2$	二氧化碳通气有效性或二氧化碳通气当量	
EQO_2，$\dot{V}_E/\dot{V}O_2$	氧气通气有效性或氧气通气当量	
ESV	收缩末期容积	end-systolic volume
FEV	用力呼气量	forced expiratory volume
FVC	用力肺活量	forced vital capacity

缩略词	中文	英文
Harbor-UCLA	美国加州大学洛杉矶分校海港医学中心	Harbor-UCLA Medical Center
HR	心率	heart rate
HRCT	高清螺旋 CT	high resolution computed tomography
HRR	心率储备	heart rate reserve
IC	深吸气量，等于潮气量与补吸气量之和	inspiratory capacity
LAEDV	左心房舒张末期容积	left atrium end-diastolic volume
LASDV	左心房收缩末期容积	left atrium end-systolic volume
Lowest $\dot{V}_E/\dot{V}CO_2$	二氧化碳排出通气效率最小值，是最常用的二氧化碳排出通气效率或二氧化碳排出通气有效性的临床测定指标	lowest value of carbon dioxide ventilatory efficiency
Lowest $\dot{V}_E/\dot{V}CO_2$	二氧化碳排出通气效率最小值，是最常用的二氧化碳排出通气效率或二氧化碳排出通气有效性的临床测定指标	lowest value of carbon dioxide ventilatory efficiency
LV	左心室	left ventricle
LVEDV	左心室舒张末期容积	left ventricle end-diastolic volume
LVESV	左心室收缩末期容积	left ventricle end-systolic volume
LVEF	左心室射血分数	left ventricle ejection fraction
LVSV	左心室搏出量	left ventricle stroke volume
MAP	平均动脉压	mean arterial blood pressure
MRI	磁共振成像	magnetic resonance imagine
MRT	平均反应时间	mean response time

缩略词	中文	英文
MSCT	多层螺旋 CT	multi-slices computed tomography
MVV	最大通气量	maximum voluntary ventilation
NCCVD-Fuwai Hospital	国家心血管病中心——阜外医院	Nation Center of Cardio Vascular Diseases—Fuwai Hospital
OUE（$\dot{V}O_2/\dot{V}_E$）	摄氧通气效率	oxygen uptake efficiency
OUEP	摄氧通气效率峰值平台，是常用的摄氧通气效率或摄氧通气有效性的测定指标	oxygen uptake efficiency plateau (i.e. highest $\dot{V}O_2/V_E$)
OUEP-pred	摄氧通气效率峰值平台预计值	predicted oxygen uptake efficiency plateau
$PaCO_2$	动脉血二氧化碳分压	arterial partial pressure of carbon dioxide
PaO_2	动脉血氧分压	arterial oxygen partial pressure
$PACO_2$	肺泡二氧化碳分压	alveolar carbon dioxide partial pressure
PAO_2	肺泡氧分压	alveolar oxygen partial pressure
$PETCO_2$	潮气末二氧化碳分压	end tidal carbon dioxide partial pressure
$PETO_2$	潮气末氧分压	end tidal oxygen partial pressure
PVBV	肺动静脉血管血液容量，不包括毛细血管	pulmonary vascular blood volume
PVV	肺静脉血管血液容量	pulmonary venous blood volume
RER	呼吸交换率（即 $\dot{V}CO_2/\dot{V}O_2$ 的比值）	respiratory exchange ratio (i. e. $\dot{V}CO_2/\dot{V}O_2$)
RPP	心率收缩压乘积，是 heart rate systolic blood pressure product 的简称	heart rate pressure product

缩略词	中文	英文
RV	余气量	residual volume
SaO_2	动脉血氧饱和度	arterial oxygen saturation
SAP	动脉收缩压，简称收缩压（systolic blood pressure，SBP）	systolic artery blood pressure
SpO_2	脉搏氧饱和度	pulse oxygen saturation
ST-L	V5 导联下 ST 段水平	st segment level at V5 lead
STPD	干燥状态下标准温度和压力	standard temperature and pressure dry
ST-S	V5 导联下 ST 段斜率	st segment slope at V5 lead
SV	每搏输出量	stroke volume
TLC	肺总（容）量，总肺活量	total lung capacity
UCLA	美国加州大学洛杉矶分校	University of Caliyornia，Los Angeles
VB	得到气体交换的肺毛细血管血液总容量	total blood volume of pulmonary capillary for gas exchange
Vc	肺毛细血管血容量	pulmonary capillary blood volume
VC	肺活量，肺活量等于潮气量、补吸气量与补呼气量之和	vital capacity
$\dot{V}CO_2$	每分钟二氧化碳排出量	carbon dioxide elimination
$\dot{V}CO_2/BF$	每次呼吸二氧化碳排出量	carbon dioxide elimination per breathing
V_D	呼吸道解剖无效腔	dead space
V_D/V_T	无效腔量 / 潮气量比值	ratio of physiology dead space to tidal volume
$\dot{V}_E$	分钟通气量	minute ventilation

缩略词	中文	英文
$\dot{V}_E/VCO_2$ slope	通气二氧化碳排出效率，是常用的二氧化碳排出通气效率的临床测定指标	slope of linear regression of minute ventilation over carbon dioxide elimination，but ignoring its intercept
$\dot{V}_E/\dot{V}CO_2$	分钟通气量 / 二氧化碳排出量比值（即二氧化碳通气效率、二氧化碳通气有效性或二氧化碳通气当量）	ratio of minute ventilation over carbon dioxide elimination
VHb	肺毛细血管血液红细胞容积	pulmonary capillary blood hemoglobin volume
$\dot{V}O_2$	每分钟摄氧量	oxygen uptake
$\dot{V}O_2$-pred	最大摄氧量预计值	predicted maximal oxygen uptake
$\dot{V}O_2/HR$	氧脉搏	oxygen pulse
$\dot{V}O_2/BF$	每次呼吸摄氧量	oxygen uptake per breathing
$\dot{V}O_2/\dot{V}_E$	摄氧量 / 分钟通气量比值（即氧气通气有效性或氧气通气当量的倒数）	oxygen uptake efficiency
V_T	潮气量	tidal volume
work	负荷功率（单位瓦特）	loaded power（Watt W）
θCO	一氧化碳与血红蛋白结合的反应速率	
θQ	与分钟输出量相关的一氧化碳与血红蛋白结合的反应速率	

出版者后记
Postscript

科学技术文献出版社自 1973 年成立即开始出版医学图书，40 余年来，医学图书的内容和出版形式都发生了很大变化，这些无一不与医学的发展和进步相关。《中国医学临床百家》从 2016 年策划至今，感谢 600 余位权威专家对每本书、每个细节的精雕细琢，现已出版作品近百种。2018 年，丛书全面展开学科总主编制，由各个学科权威专家指导本学科相关出版工作，我们以饱满的热情迎来了《中国医学临床百家》丛书各个分卷的诞生，也期待着《中国医学临床百家》丛书的出版工作更加科学与规范。

近几年，中国的临床医学有了很大的发展，在国际医学领域也开始崭露头角。以北京天坛医院牵头的 CHANCE 研究成果改写美国脑血管病二级预防指南为标志，中国一批临床专家的科研成果正在走向世界。但是，这些权威临床专家的科研成果多数首先发表在国外期刊上，之后才在国内期刊、会议中展现。如果出版专著，又为多人合著，专家个人的观点和成果精华被稀释。为改变这种零落的展现方式，作为科技部主管的唯一一家出版机构，我们有责任为中国的临床医生提供一个系统展示临床研究成果的舞台。为此，我们策划出版了这套高端医学专著——《中国医学临床百家》丛书。

"百家"既指临床各学科的权威专家，也取百家争鸣之义。

丛书中每一本书阐述一种疾病的最新研究成果及专家观点，按年度持续出版，强调医学知识的权威性和时效性，以期细致、连续、全面展示我国临床医学的发展历程。与其他医学专著相比，本丛书具有出版周期短、持续性强、主题突出、内容精练、阅读体验佳等特点。在图书出版的同时，同步通过万方数据库等互联网平台进入全国的医院，让各级临床医师和医学科研人员通过数据库检索到专家观点，并能迅速在临床实践中得以应用。

在与作者沟通过程中，他们对丛书出版的高度认可给了我们坚定的信心。北京协和医院邱贵兴院士说"这个项目是出版界的创新……项目持续开展下去，对促进中国临床学科的发展能起到很大作用"。中国工程院院士孙颖浩表示"我鼓励我国的泌尿外科医生把自己的创新成果和宝贵的经验传播给国内同行，我期待本丛书的出版"；北京大学第一医院霍勇教授认为"百家丛书很有意义"。我们感谢这么多临床专家积极参与本丛书的写作，他们在深夜里的奋笔，感动着我们，鼓舞着我们，这是对本丛书的巨大支持，也是对我们出版工作的肯定，我们由衷地感谢作者的支持与付出！

在传统媒体与新兴媒体相融合的今天，打造好这套在互联网时代出版与传播的高端医学专著，为临床科研成果的快速转化服务，为中国临床医学的创新及临床医师诊疗水平的提升服务，我们一直在努力！

科学技术文献出版社